NUKLEARMEDIZINISCHE UND SONOGRAPHISCHE DIAGNOSTIK IN DER PÄDIATRIE

Leitfaden für Klinik und Praxis

von Klaus Hahn und Marbod Reither

mit einem Vorwort von Jochen Tröger

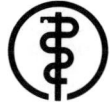

Deutscher Ärzte-Verlag Köln 1984

Professor Dr. med. Klaus Hahn,
Leiter der Abteilung für Nuklearmedizin, Klinikum der Johannes
Gutenberg-Universität, Langenbeckstr. 1, 6500 Mainz

Privatdozent Dr. med. Marbod Reither,
Röntgenabteilung Pädiatrie des Med. Zentrums für Radiologie
des Klinikums der Justus-Liebig-Universität, Feulgenstraße 12,
6300 Gießen

ISBN 3-7691-1056-0

Gesamtherstellung: Deutscher Ärzte-Verlag GmbH, Köln-Lövenich

Inhaltsverzeichnis

Vorwort

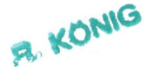

In den letzten Jahren sind wesentliche neue morphologische und auch funktionelle Untersuchungen in die Medizin eingeführt worden. Insbesondere die Einführung der risikofreien Sonographie mit ihrer guten morphologischen Aussagekraft, der Computer-Tomographie mit ihrer zuverlässigen morphologischen Differenzierung und der digitalen intravenösen Subtraktionsangiographie mit der Möglichkeit, arterielle Gefäße durch intravenöse Kontrastmittelgabe darzustellen, haben unser diagnostisches Spektrum stark erweitert. Diese Entwicklung ist noch keineswegs abgeschlossen, da uns schon wieder ein neues morphologisches Untersuchungsverfahren mit zusätzlichen funktionellen Aussagen, die Nuclear-Magnetic-Resonance, angeboten wird. Gleichzeitig haben nuklearmedizinische Untersuchungen in den letzten Jahren durch Entwicklung kurzlebiger Nuklide, insbesondere von ^{99M}-Tc-Verbindungen, Eingang in die Pädiatrie gefunden.

Diese Vielzahl der angebotenen Untersuchungsmöglichkeiten ist gelegentlich verwirrend. Keinesfalls dürfen alle diese neuen Untersuchungen additiv eingesetzt werden, sondern wir müssen versuchen, die risikoärmeren Untersuchungen zuerst anzuwenden und die risikoreicheren zu reduzieren oder wenigstens zu modifizieren. Als wichtigen Nebeneffekt würden wir damit auch eine Kostensenkung erreichen.

Die wichtigsten Veränderungen sind sicherlich durch die Sonographie, die Computer-Tomographie und die nuklearmedizinischen Untersuchungen eingetreten. Insbesondere hat sich durch diese drei Untersuchungsverfahren die konventionelle Röntgen-Untersuchung deutlich geändert.

Das vorliegende Buch stellt die Möglichkeiten der Sonographie und der nuklearmedizinischen Untersuchungsverfahren dar. In gut verständlicher Sprache, angereichert durch zahlreiche, die Bilder unterstützende Skizzen handeln Herr *Priv.-Doz. Dr. M. Reither* und Herr *Prof. Dr. K. Hahn* die Sonographie beim Kind und die pädiatrische Nuklearmedizin ab. Beide sind als hervorragende Ärzte auf diesen Gebieten ausgewiesen.

Damit wird dem Kinderarzt und auch den anderen Kinder behandelnden Kollegen die Entscheidung, welche Untersuchungsmethode zu welchem Zeitpunkt der nächste diagnostische Schritt ist, erleichtert. Zum Nutzen der Kinder ist dem Buch eine weite Verbreitung zu wünschen.

Mainz, April 1983

Prof. Dr. J. TRÖGER
Arzt für Radiologie

1 Nuklearmedizinische Diagnostik in der Pädiatrie

Klaus Hahn

1.1 Einleitung

Obwohl die Anfänge der nuklearmedizinischen Diagnostik im Kindesalter bis in das Jahr 1940 zurückreichen, fand die Anwendung von Radioisotopen im klinischen Bereich lange Zeit keine größere Verbreitung. Gründe hierfür waren, daß bis Mitte der 60er Jahre fast ausschließlich radioaktive Substanzen mit einer längeren physikalischen Halbwertzeit und einer damit verbundenen relativ hohen Strahlenbelastung zur Verfügung standen. Außerdem mußten nuklearmedizinische Untersuchungen damals mit Untersuchungsgeräten durchgeführt werden, die keine schnelle Bilderzeugung gestatteten und damit zumindest bei unruhigen Kindern die Bildaufzeichnungen stark erschwerten, wenn nicht gar unmöglich machten.

Seit Anfang der 70er Jahre hat sich durch die Einführung von kurzlebigen radioaktiven Nukliden, insbesondere von ^{99m}Technetium, die Situation soweit geändert, daß heute zahlreiche nuklearmedizinische Untersuchungsverfahren zur Verfügung stehen, die bei niedriger Strahlenbelastung röntgendiagnostische Verfahren mit stärkerer Strahlenbelastung ergänzen und teilweise auch ersetzen können.

Während die nuklearmedizinische Diagnostik anfangs vorwiegend auf die sogenannte Lokalisationsdiagnostik, d.h. die morphologische Darstellung der einzelnen Organe des kindlichen Körpers beschränkt war, wurde durch die Entwicklung neuer Untersuchungsgeräte und neuer radioaktiver Verbindungen eine nuklearmedizinische Funktionsdiagnostik, d.h. die Beurteilung schneller Stoffwechselvorgänge in zahlreichen kindlichen Organen ermöglicht. Die nuklearmedizinische Lokalisationsdiagnostik wird heute, insbesondere in Teilbereichen, von der Ultraschalldiagnostik und speziellen Verfahren der Röntgendiagnostik, wie z.B. der Computer-Tomographie, ergänzt und teilweise auch ersetzt; dagegen können die nuklearmedizinischen Funktionsuntersuchungen dem Kinderarzt wichtige Informationen geben, die zur Zeit mit keinem anderen Verfahren erbracht werden können.

In den folgenden Kapiteln sollen die nuklearmedizinischen Untersuchungsmöglichkeiten der einzelnen kindlichen Organe dargestellt werden. Dabei können nur die wichtigsten nuklearmedizinischen Verfahren im Bereich von Klinik und Praxis Erwähnung finden, während seltenere Methoden, die jedoch an einzelnen Zentren z. T. mit großem Erfolg durchgeführt werden, unerwähnt bleiben müssen.

Zur besseren Orientierung wird versucht, für jedes Organ in einem festen Schema folgende für den Kinderarzt und Nuklearmediziner gleichermaßen wichtige Punkte herauszuarbeiten:

1. Indikationen zur Durchführung der nuklearmedizinischen Untersuchung,
2. Vorbereitung des Kindes,
3. Durchführung der Untersuchung,
4. Aussagekraft der Untersuchung bei den einzelnen Krankheitsbildern in der Pädiatrie,
5. Fallbeispiele,
6. Strahlenbelastung.

Da einige physikalische und strahlenbiologische Voraussetzungen und eine Kenntnis des prinzipiellen Unterschiedes zwischen Röntgendiagnostik und Nuklearmedizin zum Verständnis nuklearmedizinischer Untersuchungsergebnisse erforderlich sind, wird in eigenen Kapiteln zu diesen Fragen kurz Stellung genommen.

Einen weiteren wichtigen Punkt zum Verständnis nuklearmedizinischer Bilder und Ergebnisse stellt die Kenntnis der verwendeten nuklearmedizinischen Untersuchungsgeräte dar. Dazu wird in einem weiteren Kapitel insbesondere auf den Unterschied zwischen der Szintigraphie mit bewegtem Detektor (Scanner-Szintigraphie) und der Szintigraphie mit stehendem Detektor (Gamma-Kamera-Szintigraphie) eingegangen.

In einem kurzen Literaturverzeichnis wird der Leser abschließend auf weitere Informationsmöglichkeiten über die pädiatrische Nuklearmedizin hingewiesen.

1.2 Physikalische Grundlagen

Radioaktivität

Als Radioaktivität bezeichnet man die Eigenschaften bestimmter Atomarten, sich unter Aussendung energiereicher ionisierender

Strahlung umzuwandeln, wobei Atome eines anderen Elementes entstehen. Radioaktive Atome befinden sich in einem energetisch instabilen Zustand, der durch den Umwandlungsprozeß in einen stabileren Zustand übergeht. Beim radioaktiven Zerfall können durch unterschiedliche Umwandlungsprozesse verschiedene Strahlenarten auftreten; hierbei kann es zur Emission von Alpha-, Beta- und Gammastrahlen kommen.

Unter **Alpha-Strahlung** versteht man die Emission des Kerns eines Heliumatoms, der sich aus 2 Protonen und 2 Neutronen zusammensetzt. Alphapartikel sind sehr stabile Teilchen, die offenbar im Atomkern bereits präformiert vorliegen. Sie verlassen den radioaktiven Kern mit hoher Geschwindigkeit und haben im Gewebe eine Reichweite von weniger als 1 mm. Wegen der kurzen Reichweite und der starken Ionisationswirkung der Alphastrahlung sind Nuklide mit dieser Strahlung für nuklearmedizinische Untersuchungen nicht geeignet.

Als **Beta-Strahlung** bezeichnet man die Emission eines Elektrons aus dem radioaktiven Atomkern. Elektronen, die primär im Atomkern nicht vorhanden sind, entstehen beim Zerfall eines Neutrons, das sich in ein Proton und ein Elektron verwandelt. Betastrahler haben im Gewebe eine Reichweite von lediglich einigen Zentimetern und sind daher für nuklearmedizinische in vivo-Untersuchungen ebenfalls ungeeignet; sie haben jedoch eine große Bedeutung bei der in vitro-Diagnostik und hier insbesondere bei den Radioimmunoassays erlangt.

Bei der Emission von **Gamma-Strahlung** sendet das radioaktive Atom eine elektromagnetische Wellenstrahlung hoher Energie aus, die weder Masse noch Ladung mit sich führt, sondern reine Energie darstellt. Der Folgekern unterscheidet sich hierbei vom ursprünglichen Kern nur durch seinen Energiezustand. Gamma-Strahlung tritt im allgemeinen nur im Zusammenhang mit der Emission von Alpha- oder Betastrahlung auf; bei einigen Atomkernen kann allerdings die Emission der Gammastrahlung so verzögert erfolgen, daß diese Stoffe als reine Gammastrahler erscheinen. Dies ist bei sogenannten „metastabilen" Zuständen der Fall, z. B. bei ^{99m}Technetium (wobei das -m- nach der hochgestellten Zahl -99- metastabil bedeutet). Derartige radioaktive Stoffe sind für die Nuklearmedizin besonders interessant, da die reine Gammastrahlung wegen der großen Reichweite diagnostisch genutzt werden kann, während Alpha- und Betastrahlung nur zur Strahlenbelastung der Patienten beitragen.

Neben dem Betazerfall, der Emission von Elektronen, beobachtet man auch den sogenannten β^+Zerfall, d. h. die Emission von positiven Elektronen, den sogenannten Positronen. Positronen sind Korpuskel, die die gleiche Masse wie Elektronen besitzen, jedoch statt einer negativen eine positive Ladung tragen. Sie entstehen im Atomkern durch den Zerfall eines Protons in ein Neutron und ein Positron, wobei die geringe Massendifferenz zwischen Neutron und Proton durch überschüssige Energie des Atomkerns geliefert wird. Die instabilen Positronen vereinigen sich nach kurzer Zeit mit einem der ubiquitär vorhandenen Elektronen und werden dabei „zerstrahlt". Es entsteht bei diesem Vernichtungsprozeß ein Gamma-Strahlenzwilling, der in seiner Energie der Masse der beiden verschwundenen Elektronen entspricht. Die Positronen-Emission könnte in der Zukunft eine größere Bedeutung für die Nuklearmedizin erlangen, da mit Hilfe geeigneter, sehr kurzlebiger Radiopharmaka, die eine Positronen-Emission aufweisen, nuklearmedizinische Schichtaufnahmen, die sogenannte Emissions-Tomographie, ermöglicht werden.

Einheiten der Radioaktivität

Die Intensität des radioaktiven Zerfalls bezeichnet man als Aktivität. Sie entspricht der Anzahl der in einer Zeiteinheit erfolgten Kernumwandlungen. Die internationale (SI) Einheit der Aktivität ist seit dem 1. 1. 1978 das Becquerel (Bq)

$$1 \text{ Bq} = 1 \text{ s}^{-1}$$

Für eine Übergangszeit bis zum 31. 12. 1985 kann daneben die alte, bisher übliche Einheit der Aktivität Curie (Ci) verwendet werden

1 Curie	(Ci)	=	37 GBq
1 Millicurie	(mCi)	=	37 MBq
1 Mikrocurie	(µCi)	=	37 KBq

Da zur Zeit noch die Aktivität der in der nuklearmedizinischen Diagnostik verwendeten radioaktiven Substanzen sowohl in der Praxis als auch in der Literatur vorwiegend in Mikrocurie (µCi) oder Millicurie (mCi) angegeben wird, sollen diese Einheiten auch in den folgenden Kapiteln verwendet werden, unter Angabe des entsprechenden Becquerel-Wertes in Klammern.

Halbwertzeit

Mißt man die Intensität eines radioaktiven Präparates unter konstanten Bedingungen in Abhängigkeit von der Zeit, so bemerkt man, daß die Zerfallsrate gesetzmäßig abnimmt, infolge der Abnahme der Zahl vorhandener radioaktiver Atome. Die Gesetzmäßigkeit besteht darin, daß für einen bestimmten radioaktiven Stoff die Aktivität innerhalb gleicher Zeiten stets auf die Hälfte absinkt. Diese Zeit bezeichnet man als Halbwertzeit des radioaktiven Stoffes (Abb. 1). Die Halbwertzeit für die einzelnen radioaktiven Substanzen kann zwischen Millionstel Sekunden und Milliarden von Jahren variieren, ist jedoch für einen bestimmten radioaktiven Stoff eine charakteristische Konstante. Für die Verwendung in der Humanmedizin spielt die Halbwertzeit eine erhebliche Rolle, da von ihr größtenteils die Strahlenbelastung des Organismus abhängt. Für die Nuklearmedizin haben sich als praktikable Substanzen Radioisotope mit Halbwertzeiten von einigen Stunden bis zu wenigen Tagen erwiesen. Es sind dies insbesondere:

^{99m} Technetium   (HWZ 6 Stunden)
^{123} Jod   (HWZ 13,2 Stunden)
^{131} Jod   (HWZ 8 Tage)
^{111} Indium   (HWZ 2,8 Tage)

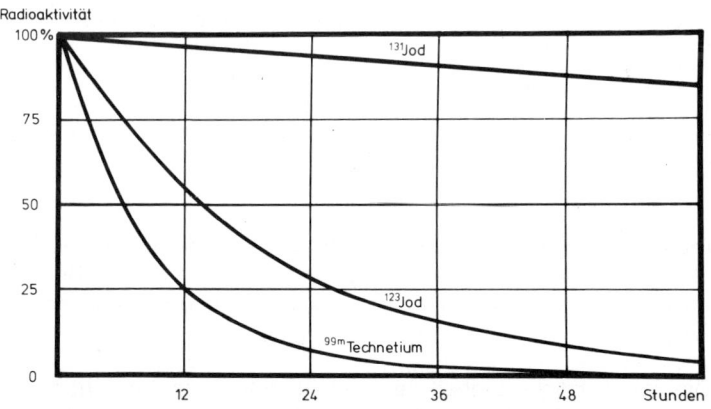

Abb. 1: Abfall der Radioaktivität von ^{131}Jod, ^{123}Jod und ^{99m}Technetium in Abhängigkeit von der physikalischen Halbwertzeit.

13

Einheit der Energiedosis

Die Wirkung ionisierender Strahlung im lebenden Gewebe geht auf Wechselwirkungsprozesse der einfallenden Gamma-Strahlung mit den Atomen der bestrahlten Materie zurück, wobei die Energie der Strahlung auf das Gewebe übertragen wird und zu einer biologischen Schädigung führen kann. Für das Ausmaß der Schädigung von Zellen und Organen spielt die Energiemenge, die in dem bestrahlten Gewebe absorbiert wird, eine entscheidende Rolle. Zusätzlich ist jedoch zu berücksichtigen, in welchem Volumen oder in welcher Masse die Energie absorbiert wird. Zum Teil abweichend von der Pharmakologie wird deshalb in der Radiologie die Energiedosis als Quotient aus der in einem bestrahlten Volumen absorbierten Energie und der Masse dieses Volumens definiert.

$$\text{Energiedosis} = \frac{\text{absorbierte Energie in einem Volumen}}{\text{Masse dieses Volumens}}$$

Die Einheit der Energiedosis folgt aus dieser Definition als Quotient aus der Einheit der Energie Joule und der Masseneinheit kg. Im Rahmen der neuen SI-Einheiten wurde für die Energiedosis in Joule/kg die Einheit Gray (Gy) festgesetzt.

$$1 \text{ Gy} = 1 \text{ J/kg}$$

Als bislang übliche Einheit, die auch im folgenden noch bei den Angaben der Strahlenbelastung verwendet wird, wurde bisher für die Energiedosis die spezielle Einheit rd angegeben, für die die Beziehung 1 rd = 100 erg/g galt. Damit lautet die Beziehung zwischen der alten Einheit rd und der neuen Einheit Gray:

$$1 \text{ Gy} = 100 \text{ rd}$$

Es ergibt sich als Umrechnungsfaktor für Angaben über die Strahlenbelastung in der Nuklearmedizin

$$1 \text{ mrd/mCi} = 0{,}27 \text{ } \mu\text{Gy/MBq}$$

Diese Umrechnungsfaktoren sind in den nachfolgenden Tabellen über die Strahlenbelastung aufgeführt und können zur Berechnung der konkreten Strahlenbelastung bei der Untersuchung benutzt werden.

Die sonst übliche Einheit der Äquivalentdosis rem weicht bei ß- und Gamma-Strahlung zahlenmäßig von rd nicht ab. Sie enthält einen von der Art des Gewebes und der Strahlen abhängigen biolo-

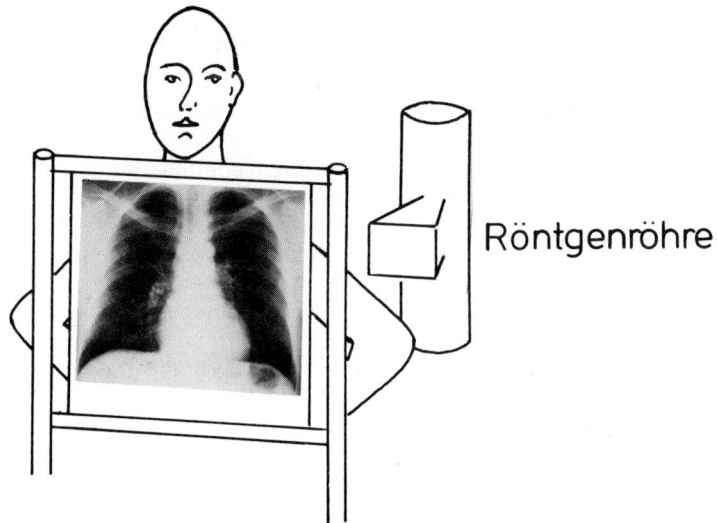

Röntgenröhre

Abb. 2: Schematische Darstellung der Organabbildung in der Röntgendiagnostik.

gischen Bewertungsfaktor Q, der bei den nuklearmedizinischen Untersuchungen praktisch immer gleich 1 ist. Daher gilt hier

$$1 \text{ mrd/mCi} = 1 \text{ mrem/mCi}$$

Nur die Äquivalentdosis gibt ein Maß für die biologischen Wirkungen der ionisierenden Strahlen an.

Grundzüge nuklearmedizinischer Verfahren

Mit der Röntgendiagnostik verbindet die Nuklearmedizin, daß bei beiden Methoden ionisierende Strahlen verwendet werden. Bei der Röntgendiagnostik werden Röntgenstrahlen in einer Röntgenröhre erzeugt und durchdringen den Patienten von außen. Mit einem geeigneten Verfahren (Röntgenfilm oder Bildverstärker) werden die Strahlen nach Durchtritt durch den Patienten aufgezeichnet und führen bedingt durch die unterschiedliche Schwächung der Strahlen in den einzelnen Organen zu dem bekannten Röntgenbild (Abb. 2). In der Nuklearmedizin erhält der Patient eine intravenöse Injektion einer radioaktiven Substanz. Gelegentlich wird diese auch peroral, subcutan oder intraarteriell appliziert.

Das Radiopharmakon gelangt auf dem Blutweg in den Körper und wird dort je nach Art der radioaktiven Verbindung vorwiegend in einem bestimmten Organ gespeichert (Abb. 3).

Dieses Organ sendet aus dem Körperinneren ionisierende Strahlung — wobei es sich in der Regel um Gammastrahlen handelt — nach außen, die mit Hilfe eines Szintigraphiegerätes aufgezeichnet werden kann. Wird dabei das Bild eines oder mehrerer Organe morphologisch erfaßt, so bezeichnet man dies als **statische Szintigraphie.** Mit den modernen Gamma-Kamerasystemen besteht zusätzlich die Möglichkeit, schnelle Einzelaufnahmen des Organs anzufertigen und damit die Geschwindigkeit der Anreicherung eines Radiopharmakons im gesamten Organ oder in einzelnen Organabschnitten ebenso wie die Geschwindigkeit des Aktivität-Abtransportes aus dem Organ zu bestimmen. Diese Methode wird als dynamische- oder **Funktions-Szintigraphie** bezeichnet.

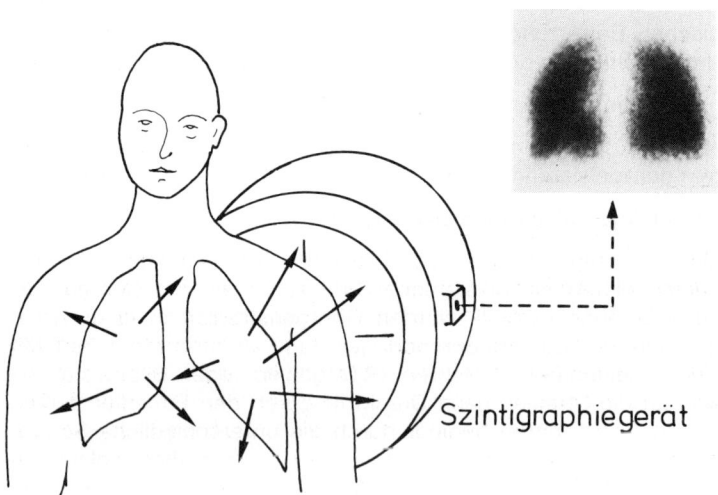

Szintigraphiegerät

Abb. 3: Schematische Darstellung der Organabbildung in der nuklearmedizinischen Diagnostik.

1.3 Strahlenbiologische Grundlagen

1.3.1 Natürliche Strahlenbelastung

Während seiner ganzen Entwicklungsgeschichte war der Mensch, wie alle übrigen lebenden Organismen, der ionisierenden Strahlung in seiner natürlichen Umgebung ausgesetzt. Die Entwicklung, die in der Medizin durch die Anwendung von Röntgenstrahlen und von radioaktiven Substanzen stattgefunden hat, änderte prinzipiell nichts an dieser Situation, ergab jedoch einen Anstieg der Strahlenmengen, denen der Mensch ausgesetzt ist. Die Bedeutung dieser zusätzlichen Strahlenbelastung in ihrem absoluten Wert zu beurteilen, ist sehr schwierig, aber die natürliche Strahlenbelastung ergibt einen nützlichen Vergleichswert für die Beurteilung der medizinisch bedingten Strahlenbelastung.

Die natürliche Strahlenbelastung kann in zwei Gruppen eingeteilt werden, und zwar die Strahlenbelastung von außen und die Strahlenbelastung von innen. Zur 1. Gruppe gehören alle Strahlungen, deren Quellen außerhalb des Körpers liegen; zur 2. Gruppe zählt die Strahlung, die frei wird beim Zerfall radioaktiver Atome, die in den Organismus gelangt sind. Bei der Strahlenbelastung von außen muß zunächst auf die Höhenstrahlung eingegangen werden, die aus einer galaktischen und einer solaren Komponente besteht. Beide Faktoren sind von der geographischen Lage abhängig; während im Bereich des Äquators Dosisminima gemessen werden, ergeben sich Dosismaxima an den Polen, die bis zu dem Faktor 10 bis 20 mal höher als im Äquatorialbereich sind. Als Mittelwert dieser Strahlenbelastung des menschlichen Körpers werden etwa 30 mrem pro Jahr angegeben. Den zweiten Teil der Strahlenbelastung von außen stellt die terrestrische Strahlung dar. Sie geht auf die in der Erdkruste eingelagerten radioaktiven Stoffe, die bei der Entstehung der Erde in großer Zahl gebildet wurden, zurück. Auch hier ist die Umgebungsstrahlung, abhängig von der Gesteinsart des Erdbodens, großen örtlichen Schwankungen unterworfen. Extremwerte finden sich in einigen Teilen der Welt mit hoch radioaktiven Böden, wie z. B. in Kerala in Indien, wo Dosisleistungen bis zu 4 rem pro Jahr nachgewiesen werden konnten. Böden mit einem hohen Kalkanteil dagegen, wie sie in Küstengebieten der Nord- und Ostsee vorhanden sind, weisen einen sehr niedrigen Anteil an Radionukliden auf, so daß hier Minimalwerte von 20 mrem pro Jahr erreicht werden.

Für das Gebiet der Bundesrepublik Deutschland kann ein Durchschnittswert der terrestrischen Strahlenbelastung beim Aufenthalt im Freien von etwa 60 mrem pro Jahr angegeben werden.

Die Verhältnisse in geschlossenen Räumen, in denen der Mensch unserer Zeit den überwiegenden Teil seines Lebens verbringt, sind jedoch von denen in freier Luft deutlich verschieden. Zwar werden durch die Wände, Böden und Decken der Häuser die kosmische und die Erdbodenstrahlung teilweise abgeschirmt, andererseits senden die stets in geringem Abstand befindlichen Baustoffmassen aufgrund ihres eigenen Gehaltes an natürlichen radioaktiven Substanzen ihrerseits Strahlen aus, die die Abschirmung der kosmischen und terrestrischen Strahlen unter Umständen sogar überkompensieren. Messungen, die in Schweden durchgeführt wurden, konnten zeigen, daß z. B. in einem Betonhaus eine wesentliche Verstärkung der natürlichen Strahlenbelastung gegenüber den Werten im Freien auftritt.

Die Strahlenbelastung von innen wird durch die in der Umwelt vorkommenden radioaktiven Stoffe bewirkt, die in den Organismus aufgenommen werden und dadurch eine innere Strahlung bewirken. Da sich die radioaktiven Isotope der einzelnen Elemente in ihrem physiologischen Verhalten nicht von den inaktiven Isotopen unterscheiden, werden sie entsprechend den Stoffwechselverhältnissen entweder in einzelnen Organen abgelagert oder mehr oder weniger gleichmäßig im gesamten Organismus verteilt. Neben den radioaktiven Edelgasen tragen insbesondere die Isotope Kalium 40 und Kohlenstoff 14 zu einer homogenen Ganzkörperbestrahlung des Menschen bei, die etwa 20 mrem pro Jahr beträgt.

Faßt man die Werte der natürlichen Strahlenbelastung von innen und außen zusammen, so ergibt sich eine durchschnittliche Belastung des Menschen in der Bundesrepublik zwischen 70 und 200 mrem pro Jahr.

1.3.2 Strahlenbelastung durch nuklearmedizinische Untersuchungen

Wie bei allen Anwendungen ionisierender Strahlung bedarf es auch beim Einsatz nuklearmedizinischer Untersuchungen bei Kindern einer besonderen Zurückhaltung. Dies ist im Falle der Anwendung radioaktiver Stoffe nicht nur — wie bei röntgenologischen Maßnahmen — durch die besondere Strahlensensibilität des kindlichen Organismus bedingt, sondern auch durch die Tatsache, daß die Biokinetik der Radiopharmaka bei Kindern häufig anders ist als die von Erwachsenen. Zusätzlich ist die Größenrelation von Gesamtorganismus zu den inneren Organen bei Erwachsenen und Kindern nicht identisch. Dies führt u. a. dazu, daß bei der Applikation von radioaktiven Substanzen, auch wenn die applizierten Aktivitätsmengen entsprechend dem geringeren Körpergewicht der Kinder reduziert werden, die Strahlenbelastung der kindlichen Organe höher ist als die der Erwachsenen. Zwar müssen diese Verhältnisse bei der Anwendung nuklearmedizinischer Methoden in der Pädiatrie berücksichtigt werden, jedoch zeigt sich, wenn man die von verschiedenen Autoren berechneten Strahlenbelastungswerte für die nuklearmedizinischen Verfahren zusammenstellt, die im Kindesalter eine Rolle spielen, daß für die kritischen Organe die Werte der Strahlenbelastung fast überall unter 10 mrd/μCi applizierte Aktivität liegen, meist sogar unter 1 mrd/μCi. Die Ergebnisse dieser Berechnungen zeigen, daß die Belastungswerte im Mittel diejenigen der natürlichen Strahlenbelastung pro Jahr nicht übersteigen, d. h. die „natürliche" Strahlenbelastung pro Jahr wird meist lediglich „verdoppelt". Maximal kann bei nuklearmedizinischen Untersuchungen die Belastung einzelner Organe diesen Wert bis zu dem etwa 10fachen überschreiten. Es muß jedoch dabei berücksichtigt werden, daß dem Risiko der Strahlenbelastung der Nutzen der mit der Anwendung radioaktiver Substanzen verbundenen diagnostischen Aussage gegenübersteht.

1.3.3 Risiken durch die Inkorporation radioaktiver Substanzen

Bis heute ist es nicht möglich, exakte Angaben über die Gefährdung des Menschen durch die bei nuklearmedizinischen Untersuchungen entstehenden niedrigen Strahlenbelastungswerte zu ermitteln. Die Gründe hierfür liegen u. a. darin, daß sich beim einzelnen Individuum ein ursächlicher Zusammenhang zwischen einer Bestrahlung mit niedrigen Dosen und einer Schädigung kaum nachweisen läßt. Um genauere Angaben zu erhalten, müßten exakte statistische Vergleiche von größeren Patientengruppen mit einem vergleichbaren Kollektiv nicht radioaktiv untersuchter Personen durchgeführt werden. Nur so könnte man eine Wahrscheinlichkeit für das Auftreten einer Schädigung durch den Einsatz der nuklearmedizinischen Untersuchung ermitteln. Dies ist jedoch nicht möglich, da bisher genügend große, statistisch exakt auswertbare Patientenkollektive nicht zur Verfügung stehen. Zusätzlich muß hierbei berücksichtigt werden, daß auch Schäden durch eine große Zahl von anderen möglichen Noxen hervorgerufen werden können.

Die Ergebnisse von Tierexperimenten, die in der Regel mit wesentlich höheren Aktivitätsmengen durchgeführt wurden, lassen sich nur mit großem Vorbehalt auf den Menschen übertragen.

Bei der Bewertung des Risikos für den Patienten durch eine Erhöhung der Strahlenbelastung über die Werte der natürlichen Belastung hinaus, müssen drei Arten von Risiken betrachtet werden:

1. somatische Risiken für die exponierten Personen,
2. genetische Risiken für die 1. Generation der Nachkommen strahlenexponierter Patienten,
3. genetische Risiken für spätere Generationen.

Dabei wird angenommen, daß somatische Schäden in erster Linie die Entstehung von malignen Veränderungen umfassen, wie Leukämien, Schilddrüsen-Karzinome und Knochen-Sarkome. Daneben kann auch an eine unspezifische Verkürzung der Lebensdauer gedacht werden. Während somatische Schäden nur bei den Betroffenen selbst auftreten, können genetische Schäden unmittelbare oder fernere Nachkommen strahlenexponierter Personen betreffen. Um quantitative Abschätzungen auch für niedrige Strahlenlastungen vornehmen zu können, bei denen direkte Beobachtungen nicht mehr möglich sind, wird für das somatische und das genetische Risiko von einer linearen Dosis-Wirkungsbeziehung von hohen zu kleinen Dosen ohne Schwellendosis ausgegangen; d.h., man nimmt zur Sicherheit an, daß auch nach kleinen Strahlendosen mit einer gewissen Wahrscheinlichkeit — die linear mit sinkender Strahlendosis kleiner wird — die Zusammenhänge zwischen Dosis und Wirkung auftreten, die bei hohen Dosen beobachtet wurden.

Angesichts der aufgezeigten Unsicherheiten in der Abschätzung von Strahlenrisiken können diese Risiken lediglich in Größenordnungen, sogenannten Risiko-Ordnungen angegeben werden, in denen die schädlichen Effekte auftreten können. Danach bedeutet z.B. ein Risiko 5. Ordnung, daß die Wahrscheinlichkeit der Manifestation eines Schadens für eine Person im Bereich von 1 bis 10×10^{-5} liegt, d.h., daß pro 100000 Personen, die einer Strahlung ausgesetzt waren, 1 bis 10 Schädigungen erwartet werden können.

Unter Einbeziehung aller zur Verfügung stehender Informationen, vor allem über die Überlebenden der Atombombenexplosionen von Hiroshima und Nagasaki sowie von strahlenexponierten Patienten haben internationale Experten-Kommissionen durch Extrapolation von höheren zu niedrigeren Dosen ermittelt, daß bei allen Unsicherheiten einer solchen Extrapolation etwa 100 zusätzliche Todesfälle durch Krebs, einschließlich Leukämie zu erwarten sind, wenn eine Population von 1 Million Menschen eine Strahlendosis von je 1 rem erhält. Dies entspricht einem Risiko 5. Ordnung. Aufgrund der angenommenen linearen Dosis-Wirkungsbeziehung würden in der gleichen Population durch eine Dosis von 100 mrem etwa 10 zusätzliche Todesfälle und durch eine Dosis von 10 mrem etwa 1 zusätzlicher Todesfall zu erwarten sein. Dabei muß jedoch beachtet werden, daß in einer Population von 1 Million Menschen heute nach den Todesursachen-Statistiken rund 200 000 Menschen an einer bösartigen Erkrankung versterben.

Untersucht man die bei nuklearmedizinischen Verfahren auftretenden Knochenmarkdosen, so findet man im Mittel Strahlenbelastungswerte von 100 mrd, die zu einem Risiko 6. Ordnung führen. Die in der nuklearmedizinischen Diagnostik auftretenden Strahlenbelastungen, die generell ein Risiko 4. Ordnung nicht überschreiten, sind somit gegenüber dem natürlichen Krebsrisiko, das ein Risiko 1. Ordnung darstellt, unbedeutend. Tatsächlich konnten auch in größeren Kollektiven kanzerogene Wirkungen durch Strahlendosen um 1 rem nie statistisch signifikant nachgewiesen werden.

Es gibt jedoch Extremfälle, für die diese allgemeinen Betrachtungen nicht zutreffen. Bei Verwendung von [131]Jod zur Schilddrüsen-Diagnostik können in der Schilddrüse Strahlenbelastungswerte bis zu 100 000 mrd erreicht werden. Geht man hier ebenfalls von einem Risiko 5. Ordnung bei Bestrahlung mit 1 rd aus, so erhält man für diese Untersuchung ein Risiko 3. Ordnung. Berücksichtigt man, daß das Auftreten von Schilddrüsen-Karzinomen sehr viel seltener als das anderer Krebsformen ist, so ergibt sich in diesem Fall, daß das Risiko für mit [131]Jod untersuchte Kinder, an einem Schilddrüsen-Karzinom zu erkranken, um zwei Größenordnungen höher liegt, als bei nicht bestrahlten Personen. Daraus ergibt sich zwingend, daß [131]Jod zur Diagnostik benigner Schilddrüsen-Erkrankungen, insbesondere von Kindern, generell nicht mehr verwendet werden sollte. Heute kann die Schilddrüsen-Szintigraphie mit ^{99m}Technetium oder ^{123}Jod bei wesentlich geringerer Strahlenbelastung durchgeführt werden.

Genetische Risiken, die mit der Exposition niedriger Dosen verknüpft sind, lassen sich noch wesentlich schwieriger feststellen. Das Risiko für das Auftreten einer dominanten oder X-Chromosomen-gebundenen Krankheit infolge strahleninduzierter Mutationen bei nuklearmedizinischen Untersuchungen dürfte im Mittel in der Größenordnung 6 bis 7, im Extremfall in der Größenordnung von 4 bis 5 liegen. Da nach den Erhebungen der International Commission on Radiological Protection (ICRP) das natürliche Risiko einer Chromosomen-Aberration, die zu einer Fehlgeburt führt, die Größenordnung 2 besitzt, das Risiko einer Aberration, die zwar Schäden erzeugt, aber zu einer Lebendgeburt führt, in der Größenordnung von 3 liegt, ist das durch nuklearmedizinische diagnostische Maßnahmen verursachte genetische Risiko neben dem natürlichen Risiko ebenfalls im allgemeinen zu vernachlässigen.

Bedenkt man, daß bei allen ärztlichen Maßnahmen ein Abwägen zwischen Risiko und Nutzen erfolgen muß, so scheint zusammenfassend das Risiko nuklearmedizinischer Untersuchungen in der Pädiatrie in einem vertretbaren Rahmen zu bleiben. Dennoch muß der nuklearmedizinische Untersuchungen durchführende Arzt in jedem Fall sehr sorgfältig prüfen, ob eine Untersuchung mit Hilfe der Inkorporation radioaktiver Stoffe erforderlich ist, oder ob diese Untersuchung durch andere, nicht mit Strahlenbelastung verbundene Verfahren, wie z. B. durch die Sonographie, bei identischem Informationsgehalt ersetzt werden kann.

1.4 Technische Grundlagen

Zur Messung von Organen, die im Rahmen der nuklearmedizinischen Diagnostik ionisierende Strahlen aussenden, werden heute ausschließlich Szintillationszähler verwendet. Die ionisierende Strahlung trifft in diesen Detektoren auf einen Natriumjodidkristall, in dem die Energie der Strahlung durch Anregungsprozesse in sichtbares Licht umgewandelt wird (Abb. 4). Dieses Licht fällt auf eine Photokathode, in der proportional zur Intensität des Lichtes Elektronen ausgelöst werden, die ihrer Zahl nach in einem angeschlossenen Spezialverstärker, einem sogenannten Fotomultiplier, um den Faktor 10^6 bis 10^7 verstärkt werden. Der so entstandene Impuls kann dann einer weiteren elektronischen Verstär-

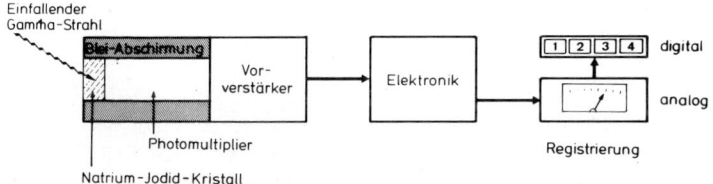

Einfallender
Gamma-Strahl

| Blei-Abschirmung | Vor-verstärker | Elektronik | | [1][2][3][4] | digital |
| Photomultiplier | | | | analog |

Natrium-Jodid-Kristall

Registrierung

Abb. 4: Schematische Darstellung eines Szintillationszählers.

kung und einer anschließenden Registrierung zugeführt werden. Szintillationszähler finden sowohl in Funktionsmeßgeräten (z. B. Uptake-Stand, Mehrkanalmeßplatz zur seitengetrennten Bestimmung der Nierenclearance) als auch in Szintigraphiegeräten Verwendung.

Zur bildhaften Darstellung einzelner Organe werden Szintigraphiegeräte verwendet, wobei zwei Gerätetypen unterschieden werden können:

Szintigraphiegeräte mit bewegtem Detektor (Scanner)

Bei diesem Gerät wird ein mit einem Natriumjodidkristall und einer geeigneten Blende (Kollimator) versehener Detektor motorisch in einzelnen Zeilen über das zu untersuchende Organ des Patienten hinwegbewegt. Während dieser Bewegung führt der Detektor punktförmige Messungen durch, deren Ergebnisse durch ein gekoppeltes Drucksystem in farbige Punkte umgesetzt werden

Abb. 5: Schematische Darstellung eines Szintigraphiegerätes mit bewegtem Detektor (Scanner).

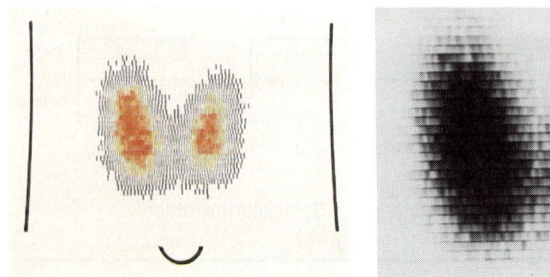

Abb. 6: Mit einem Scanner durchgeführtes Schilddrüsenszintigramm eines 14jährigen Mädchens. Farbszintigramm (a) und Fotoszintigramm (b) ergeben einen unauffälligen Befund.

(Abb. 5). Aus diesen Einzelpunkten entsteht das Gesamtbild des Organs, d.h. ein Farbszintigramm, wobei definitionsgemäß den einzelnen Strahlungsintensitäten unterschiedliche Farben zugeordnet werden. In der Regel erhält der Organbereich mit der stärksten Aktivität die rote Farbe (Abb. 6a). Parallel hierzu wird durch den Detektor eine punktförmige Lichtquelle über einen Röntgenfilm bewegt, die proportional zur gemessenen Strahlung auf einem Röntgenfilm in ihrer Intensität abgestufte Schwärzungs-

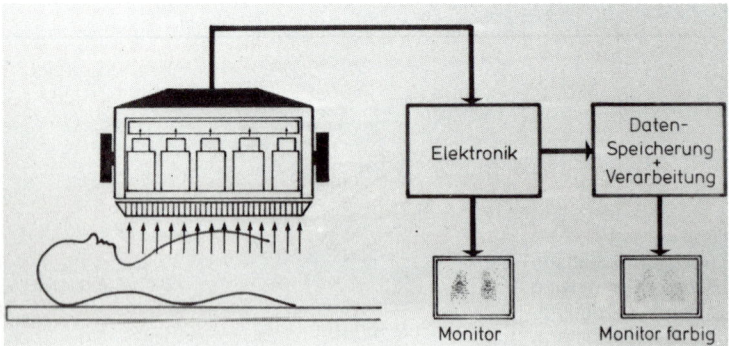

Abb. 7: Schematische Darstellung eines Szintigraphiegerätes mit stehendem Detektor (Gamma-Kamera).

punkte erzeugt. Dadurch entsteht das sogenannte Fotoszintigramm, eine Schwarz-Weiß-Darstellung des aufgezeichneten Organs (Abb. 6b).

Da diese Szintigraphiegeräte mit bewegtem Detektor nur ein be-
grenztes Auflösungsvermögen aufweisen und zudem eine relativ
lange Zeit zum Aufzeichnen der Organe benötigen, werden heute
in der Nuklearmedizin zunehmend Szintigraphiegeräte mit stehendem Detektor verwendet.

Szintigraphiegeräte mit stehendem Detektor (Gamma-Kamera)

Gamma-Kameras besitzen einen Detektor, der die gesamte zu untersuchende Region gleichzeitig erfaßt (Abb. 7). Die in den groß-
flächigen Natriumjodidkristall einfallenden Gammastrahlen werden
durch ein System von mehreren Lichtverstärkern (Fotomultipliern)
in Lichtblitze umgewandelt. Aus der Kombination der Signale der
Multiplier lassen sich Ort und Intensität der Gamma-Strahlenab-
sorption festlegen. Hieraus erhält man mit Hilfe einer geeigneten
Elektronik das Bild des Organs auf einem Schwarz-Weiß-Bild-
schirm (Abb. 8a). Durch die Kamera-Szintigraphie wird die Aufnahmezeit stark verkürzt, so daß mit Hilfe von Datenverarbeitungssystemen schnelle Serienaufnahmen einzelner Organe angefertigt und diese Serienbilder auch rechnerisch ausgewertet
werden können. Die Kamera-Szintigraphie ermöglicht daher auch
Aussagen über das räumliche und zeitliche Verhalten der applizierten Aktivität und gestattet dynamische Funktionsuntersuchungen der untersuchten Organe, wobei das angeschlossene Datenverarbeitungssystem Zeitaktivitätskurven oder bearbeitete Bilder
des entsprechenden Organs in Farbdarstellung liefern kann (Abb.
8b).

Wird der Detektor der Gamma-Kamera über den Patienten hinwegbewegt und die so entstehenden Einzelaufnahmen elektro-
nisch zu einer Gesamtaufnahme zusammengefaßt, entsteht eine
Ganzkörperszintigraphie, die besonders für die Untersuchung
des Skeletts einen großen Wert besitzt (Abb. 9).

Neben den üblichen Gamma-Kameras, die einen großen Einzelkri-
stall aufweisen (Anger-Kamera), existieren auch Multikristall-Ka-
meras, deren Gesichtsfeld aus vielen Einzelkristallen aufgebaut
ist und die sich insbesondere zur schnellen Funktionsszintigra-
phie des Herzens eignen.

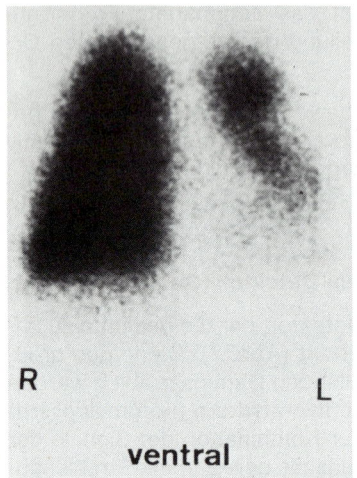
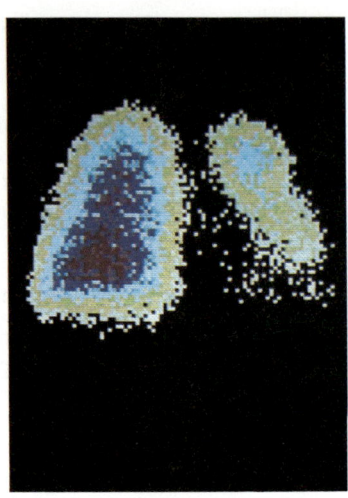

a △   b △

Abb. 8: Gamma-Kamera-Untersuchung eines 5jährigen Knaben. Die Schwarz-Weiß-Darstellung des Fotoszintigramms (a) sowie das Farbbild des Datenverarbeitungssystems (b) zeigen eine hypoplastische Lunge links.

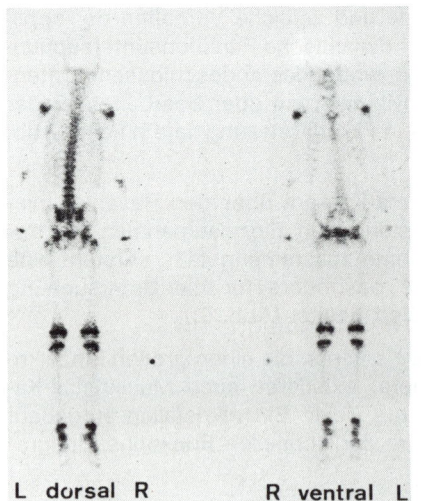

Abb. 9:
Ganzkörper-Knochenszintigramm eines 10jährigen Mädchens. Unauffälliger Befund.

26

Erforderliche Aktivitätsmengen für die nuklearmedizinische Diagnostik:

Beim Kind können wegen der geringeren Masse — unter Beibehaltung der für die diagnostische Aussagekraft erforderlichen Impulsraten — die applizierten Aktivitätsmengen gegenüber dem Erwachsenen reduziert werden. Zur Bestimmung der erforderlichen Aktivitätsmenge stehen zwei Berechnungsmöglichkeiten zur Verfügung:

Die Reduktion der beim Erwachsenen verwendeten Aktivitätsmenge entsprechend dem Körpergewicht. Hier kann die sogenannte ⅔ Berechnung Anwendung finden:

$$A\ (\text{Kind}) = A\ (\text{Erw.}) \times \left(\frac{KG\ (\text{Kind})}{KG\ (\text{Erw.})} \right)^{2/3}$$

A = Aktivitätsmenge

KG = Körpergewicht

Basierend auf dem Alter des Kindes kann die Reduktion der Aktivitätsmenge auch nach folgender Formel erfolgen, die eine empirische Näherung der ⅔ Regel darstellt:

$$A\ (\text{Kind}) = A\ (\text{Erw.}) \times \left(\frac{t + 1}{t + 7} \right)$$

A = Aktivitätsmenge

t = Lebensalter des Kindes

Zur Vereinfachung werden im folgenden die für die einzelnen nuklearmedizinischen Untersuchungen erforderlichen Aktivitätsmengen lediglich pro kg Körpergewicht des Kindes, bezogen auf einen 70 kg schweren Erwachsenen, angegeben.

1.5 Nuklearmedizinische Organdiagnostik

1.5.1 Hirnszintigraphie

Die Diagnostik des kindlichen Gehirns bei Verdacht auf intracerebrale Raumforderungen ist heute — falls vorhanden — eine Domäne der Computer-Tomographie. Die in den vergangenen Jahren erfolgte apparative Weiterentwicklung im Bereich der Nuklearmedizin durch den Einsatz von hochauflösenden Gamma-Kameras mit angeschlossenen Datenverarbeitungssystemen sowie die Entwicklung von neuen, mit ^{99m}Technetium markierten Radiopharmaka hat jedoch auch zu einer wesentlichen Verbesserung des Informationsgehaltes der nuklearmedizinischen Untersuchungen bei kindlichen cerebralen Raumforderungen geführt.

Die Anreicherung der Radiopharmaka erfolgt im Extrazellulär-Raum des Tumors und nur in geringem Ausmaß in der Tumorzelle selbst. Sie ist nicht tumorzellspezifisch, sondern wird dadurch bedingt, daß das Kapillarsystem des Tumors nicht die wesentliche Besonderheit der cerebralen Kapillare, die sogenannte Bluthirnschrankenfunktion, aufweist. Nach biochemischen und pathomorphologischen Untersuchungen ist diese Funktion an bestimmte Fähigkeiten der Zellmembranen der Hirnkapillaren und der Astrozyten gebunden. So nehmen Tumoren, deren Kapillaren noch angedeutet die Struktur der normalen Hirnkapillare aufweisen, wie z. B. die Astrozytome Grad I, die radioaktive Verbindung nur sehr gering oder gar nicht auf und sind somit nuklearmedizinisch nur in Ausnahmefällen nachweisbar. Dagegen reichern Meningeome, deren Kapillaren stark pathologisch verändert sind, selbst hochmolekulare Eiweißverbindungen innerhalb von wenigen Minuten intensiv an und sind daher nuklearmedizinisch mit großer Sicherheit nachzuweisen.

Indikationen:

1. Im Falle eines begründeten Tumorverdachtes und bei Vorhandensein eines Computer-Tomographen wird sowohl beim Erwachsenen als auch beim Kind sofort eine Computer-Tomographie durchgeführt. Eine nuklearmedizinische Hirntumor-Diagnostik muß immer dann erfolgen, wenn die Computer-Tomographie nicht durchführbar ist und ebenfalls immer dann, wenn trotz eines persistierenden klinischen Tumorverdachtes die Computer-Tomographie einen unauffälligen Befund ergibt.

2. Die nuklearmedizinische Diagnostik sollte primär bei Verdacht auf intracerebrale Gefäßprozesse durchgeführt werden. Ergibt sich hierbei ein pathologischer Befund, ist eine Angiographie indiziert.

3. Nachweis des kindlichen Hirntodes.

Vorbereitung des Kindes:
Eine spezielle Vorbereitung ist nicht erforderlich.

Durchführung der Untersuchung:

Während das Kind unter der Gamma-Kamera liegt, werden i. v. 0,21 mCi (7,9 MBq) pro kg Körpergewicht eines ^{99m}Technetium-Komplexes (z. B. Tc-DTPA [Diäthylentriaminpentaessigsäure], Tc-Glucoheptonat) bolusförmig injiziert. Reines Technetium-Pertechnetat sollte nicht mehr eingesetzt werden, da von mehreren Autoren gezeigt werden konnte, daß Technetium-Komplexe wie Tc-DTPA oder Tc-Glucoheptonat eine um etwa 20% höhere Anreicherung in cerebralen Tumoren gegenüber dem normalen Hirngewebe aufweisen, als dies bei Technetium-Pertechnetat der Fall ist. Ein weiterer Vorteil dieser Komplexe ist, daß die bei Pertechnetat notwendige Blockade der Schilddrüse entfallen kann. Mit Beginn der Injektion werden Gamma-Kamera und angeschlossenes Datenverarbeitungssystem gestartet, die Sequenzaufnahmen der Halsgefäße sowie des Gehirns mit Einzelbildern von jeweils 1—3 sec. bis zu 1 Min. p. i. anfertigen. Unmittelbar anschließend werden statische Aufnahmen des Gehirns in 4—5 Projektionen (ventral, dorsal, rechts-seitlich, links-seitlich und eventuell Vertex-Projektion) durchgeführt (Frühaufnahmen), die 60 Min. und 120 Min. p. i. wiederholt werden (Spätaufnahmen).

Aussagekraft der Untersuchung:

Die Nachweisgenauigkeit der Hirnszintigraphie bei kindlichen Tumoren zeigen folgende Zusammenstellungen, die nach *Conway* und *Quinn* (siehe Literaturangaben, Nr. 11) modifiziert wurden:

Astrocytom	47 von	56 (84%)
Glioblastoma multiforme	38 von	38 (100%)
Opticus-Gliom	19 von	23 (83%)
Craniopharyngeom	12 von	30 (40%)
Gesamt	116 von	147 (79%)

Positive szintigraphische Befunde bei supratentoriellen kindlichen Hirntumoren (Zusammenstellung aus der Literatur)

Medulloblastom	54 von	82 (66%)
Kleinhirn-Astrocytom	79 von	92 (86%)
Hirnstamm-Gliom	28 von	73 (38%)
Ependymom	24 von	33 (73%)
Gesamt	185 von	280 (66%)

Positive szintigraphische Befunde bei infratentoriellen kindlichen Hirntumoren (Zusammenstellung aus der Literatur)

Dabei ist zu berücksichtigen, daß ein Teil der hier ausgewerteten Literaturangaben aus den späten 60er bzw. 70er Jahren stammt, zu einem Zeitpunkt also, zu dem die heute übliche nuklearmedizinische Geräteausstattung noch nicht zur Verfügung stand.

Da jedoch eine Störung der Blut-Liquorschranke auch bei optimalen technischen Voraussetzungen zum szintigraphischen Nachweis von intracerebralen pathologischen Prozessen notwendig ist, können sich Tumoren, die die Blutliquorschranke nicht beeinflussen, dem nuklearmedizinischen Nachweis entziehen. Darüberhinaus ergibt sich aus dem Anreicherungsmechanismus, daß die nuklearmedizinische Diagnose: „pathologischer Herdbefund" unspezifisch ist; eine Artdiagnose des pathologischen Prozesses ist daher nur sehr begrenzt möglich. Lediglich Hinweise auf die Artdiagnose können durch das unterschiedliche Speicherverhalten der Herde bei der Sequenzszintigraphie erbracht werden. Eine gleichbleibende Speicherung zeigen vor allem Meningeome. Zunehmende Aktivitätsspeicherungen finden sich z. B. bei Astrozytomen, Metastasen und Abszessen, wogegen eine abnehmende Speicherung bei Angiomen nachweisbar ist. Die insgesamt jedoch nur sehr begrenzte Möglichkeit zur Artdiagnostik sowie die kleine Zahl von nuklearmedizinisch stummen Hirntumoren schränken den Wert der Hirnszintigraphie ein. Dadurch konnte die Transmissions-Computer-Tomographie, mit der sich fast 100% aller Hirntumore nachweisen lassen und die meist eine Artdiagnose des pathologischen intracerebralen Prozesses und der Hirntumoren ermöglicht, die früher übliche, rein statische Hirnszintigraphie weitgehend ersetzen.

Eine wesentliche Verbesserung der nuklearmedizinischen Tumordiagnostik hat die Einführung der nuklearmedizinischen Emissions-Computer-Tomographie bewirkt, ein Verfahren, das eigentlich mit der Transmissions-Computer-Tomographie vergleichbar ist. Nach Angaben in der Literatur läßt sich durch die Kombination der Computer-unterstützten Radionuklid-Angiographie mit der Emissions-Computer-Tomographie eine Spezifität von 98% erreichen. Größere Vergleichsstudien zwischen diesen Verfahren und der Transmissions-Computer-Tomographie bei kindlichen Hirntumoren stehen jedoch bisher noch aus.

Großen klinischen Wert dagegen besitzt die schnelle Sequenzszintigraphie der Halsgefäße und des Gehirns zum Nachweis von stenosierenden oder tumorösen Gefäßprozessen, insbesondere von Angiomen. Hierbei stellt die nuklearmedizinische Untersuchung ein sehr einfaches und sicheres Verfahren dar, mit dem sich z. B. arteriovenöse Mißbildungen in 100% der Fälle nachweisen lassen. Gegenüber der Computer-Tomographie hat die schnelle Sequenzszintigraphie den Vorteil, daß sie die Dynamik des Blutdurchflusses durch die Hals- und intracerebralen Gefäße erfassen und sehr empfindlich Störungen dieser Dynamik nachweisen kann.

Eine zunehmende Bedeutung hat in den letzten Jahren der nuklearmedizinische Nachweis des cerebralen Hirntodes bekommen. Eine fehlende intracerebrale arterielle Perfusion sowie ein totaler Ausfall venöser Aktivitätskontraste im Sequenzszintigramm können in Verbindung mit den klinischen Befunden und dem EEG-Befund als sichere Kriterien für einen Hirntod gelten. Zwar ist der beweisende Wert der nuklearmedizinischen Diagnostik des Hirntodes bisher juristisch nicht geklärt, jedoch scheint sich zumindestens in den Vereinigten Staaten dieses Verfahren zunehmend durchzusetzen.

Fallbeispiele:

1. Das 13jährige Mädchen klagte seit längerer Zeit über Kopfschmerzen und Schwindel. Zusätzlich glaubten die Eltern, ce-

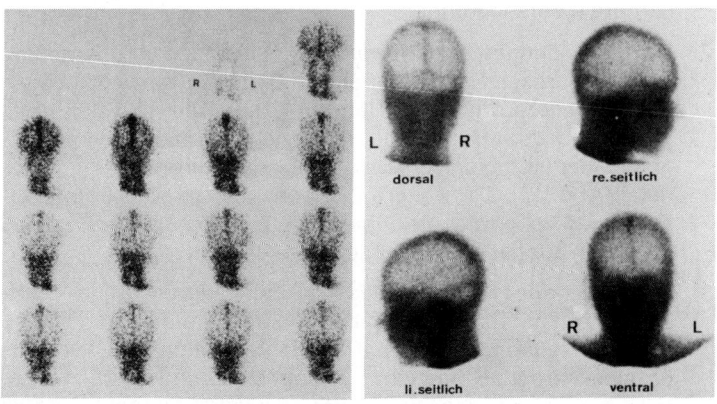

a △   b △

Abb. 10: Hirnszintigraphie eines 13jährigen Mädchens mit Verdacht auf Hirntumor. Weder bei der Perfusionsuntersuchung (a) noch auf den in 4 Projektionen angefertigten statischen Hirnszintigraphien (b) findet sich ein pathologischer Befund.

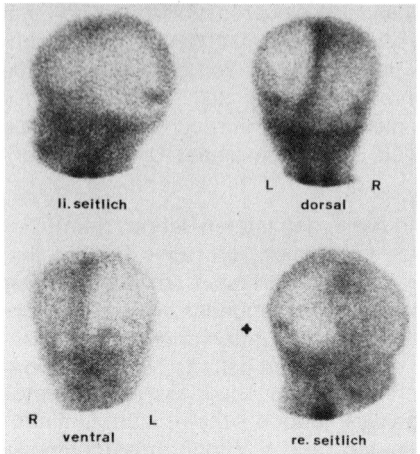

Abb. 11:
Hirnszintigramm eines 7jährigen Knaben mit flüchtiger Hemiparese links im Alter von 3 Jahren: Ausgedehnter flächenhafter pathologischer Befund rechts fronto-parieto-temporal. Diagnose: intracerebrales Hämangiom.

li. seitlich

dorsal

ventral

re. seitlich

---

rebrale Anfälle beobachtet zu haben. Bei der daraufhin durchgeführten Hirnszintigraphie ergab sich weder in der Perfusionsphase noch auf den statischen Hirnszintigrammen ein pathologischer Befund (Abb. 10). Der neurologische Befund sowie der weitere klinische Verlauf sprachen ebenfalls gegen cerebrale Veränderungen.

2. Bei dem 7jährigen Jungen waren anamnestisch vorübergehende Hemiparesen links im Alter von 3 Jahren bekannt. Wegen einer Wiederholung der Hemiparese wurde ein Hirnszintigramm durchgeführt. Dabei fand sich ein ausgedehnter flächenhafter pathologischer Befund rechts fronto-temporoparietal (Abb. 11). Die weitere Diagnostik durch eine Computer-Tomographie sowie die Operation erklärten diesen Befund durch ein ausgedehntes intracerebrales Hämangiom.

3. Das 14jährige Mädchen klagte über migräneartige Kopfschmerzen mit Parästhesien des rechten Armes. Nachdem es zusätzlich zu einem fokalen Krampfanfall gekommen war, wurde eine cerebrale Sequenzszingraphie durchgeführt, die bereits in der Perfusionsphase eine verstärkte Durchblutung im Bereich der linken Hemisphäre zeigte (Abb. 12a). Auch die späteren Sequenzaufnahmen (Abb. 12b + c) ergaben eine scharf begrenzte, verstärkte Aktivitätsanreicherung links temporal.

Das anschließende Computer-Tomogramm sowie die cerebrale Angiographie bestätigten die nuklearmedizinische Diagnose einer arteriovenösen Mißbildung.

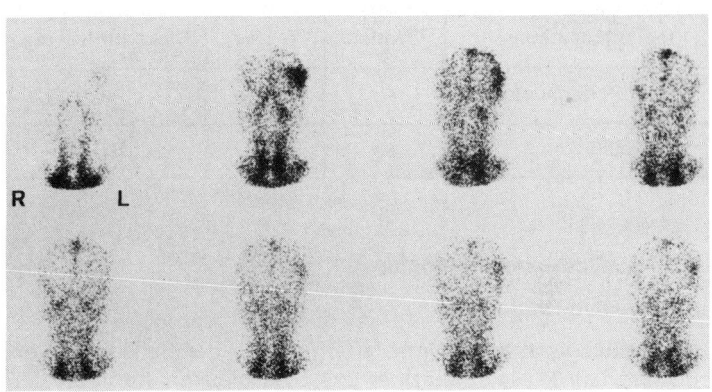

a △   b ▽

Abb. 12:
14jähriges Mädchen mit arteriovenöser Mißbildung
a) Die Radionuklidangiographie zeigt in der frühen arteriellen Phase eine verstärkte Aktivitätsanreicherung in der linken Hemisphäre, die sich in der venösen Phase zurückbildet.
b) Frühe statische Aufnahmen, ventral und links seitlich: großer pathologischer Herdbefund links temporal.
c) Späte statische Aufnahmen (1 Stunde p.i.), ventral, rechtsseitlich, linksseitlich und dorsal: scharf begrenzter pathologischer Herdbefund links temporal, der jedoch gegenüber den frühen Aufnahmen an Intensität abgenommen hat.

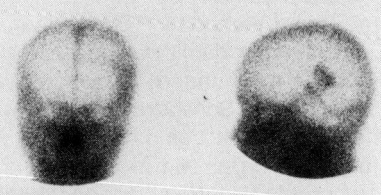

c ▽

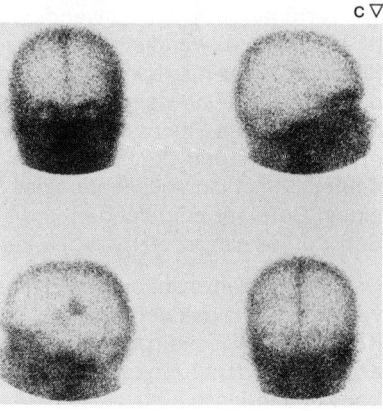

Strahlenbelastung:

Nach Angaben von *Kaul* und *Roedler* ergeben sich bei der Hirnszintigraphie für ein 5jähriges Kind folgende Werte (mrd/mCi):

Radiopharmakon	Ovarien	Testes	Dickdarm/Nieren
^{99m}Tc-Pertechnetat	45	73	46
^{99m}Tc-DTPA*	68	120	100

1.5.2 Schilddrüsendiagnostik

1.5.2.1 In-vivo-Diagnostik

Der physiologisch hohe Umsatz von Jod in der Schilddrüse ermöglicht dem Nuklearmediziner das Einschleusen von radioaktiven Jod-Isotopen zur Funktionsbestimmung und morphologischen Darstellung der Schilddrüse. Während das früher allein zur Verfügung stehende ^{131}Jod wegen seiner langen Halbwertzeit (8 Tage) und der damit verbundenen hohen Strahlenbelastung in der Pädiatrie sehr ungern eingesetzt wurde und heute nur noch bei gesichertem Schilddrüsen-Karzinom verwendet werden sollte, stehen jetzt mit dem kurzlebigen ^{123}Jod (Halbwertzeit 13,2h) und dem sich ähnlich wie Jod verhaltenden ^{99m}Technetium für die pädiatrische Schilddrüsendiagnostik weitgehend ideale Radioisotope zur Verfügung. Da das aufwendige Herstellungsverfahren die breite klinische Anwendung von ^{123}Jod noch verhindert, wird die Schilddrüsenszintigraphie vorwiegend mit ^{99m}Tc-Pertechnetat durchgeführt. Eine weitere Möglichkeit zur Darstellung der Schilddrüse stellt die Fluoreszenzszintigraphie dar, bei der das schilddrüseneigene Jod durch eine von außen auf die Schilddrüse gerichtete Americiumquelle zu einer Strahlung angeregt wird, die in einem Detektor aufgefangen und in eine bildliche Darstellung der Schilddrüse umgesetzt werden kann.

Das Fluoreszenzszintigramm ermöglicht eine Beurteilung der Jodverteilung und des Jodgehaltes in der Schilddrüse. Da eine enge Korrelation zwischen Jodgehalt und Hormonstoffwechsel besteht, ergibt sich damit gleichzeitig eine Information über ihren Funktionszustand.

Indikationen:

1. Primäre Hypothyreose (Schilddrüsenhypo- oder -aplasie),
2. Anatomische Varianten und Schilddrüsendystopien (z. B. Zungengrundstruma),
3. Erworbene primäre Hypothyreosen (z. B. chronische lymphozytäre Thyreoiditis Hashimoto),
4. Juvenile Struma,
5. Hyperthyreose-Diagnostik,
6. Jod-Fehlverwertungen (z. B. bei Pendred-Syndrom),
7. Verdacht auf Schilddrüsen-Karzinom.

Vorbereitung des Kindes:

Eine spezielle Vorbereitung ist nicht erforderlich, es ist lediglich darauf zu achten, daß in einem Zeitraum von etwa 4—8 Wochen vor der Untersuchung keine exogene Jodzufuhr, z. B. durch Medikamente oder Röntgen-Kontrastmittel sowie keine Medikation mit Schilddrüsenhormonen durchgeführt wurde.

Durchführung der Untersuchung:

Schilddrüsenszintigramm:
10—20 Min. nach i. v. Injektion von 0,015 mCi (0,53 MBq) ^{99m}Tc-Pertechnetat oder ^{123}Jod pro kg Körpergewicht wird ein statisches Schilddrüsenszintigramm mit dem Scanner oder der Gamma-Kamera angefertigt. Bei Verwendung einer Gamma-Kamera kann die statische Szintigraphie mit einer schnellen Sequenzszintigraphie zur Bestimmung funktioneller Parameter kombiniert werden.

Depletionstest: Zum Ausschluß einer Jodfehlverwertung z. B. bei Pendred-Syndrom wird das Kind unter den Detektor der Gamma-Kamera oder eines Schilddrüsen-Meßplatzes gelagert und erhält 0,0015 mCi (0,05 MBq) ^{123}Jod pro kg Körpergewicht i. v. 10 Min. p. i. werden während Registrierung der Schilddrüsenaktivität 100 mg Natriumperchlorat i. v. injiziert. Beim Vorliegen einer Jodfehlverwertung kommt es nach Perchloratgabe zu einem Abfall der Zeitaktivitätskurve über der Schilddrüse, während die Kurve im Normalfall unverändert bleibt (Abb. 13). Die verbliebene Schilddrüsenaktivität kann anschließend zur Durchführung eines Schilddrüsen-Szintigramms verwendet werden.

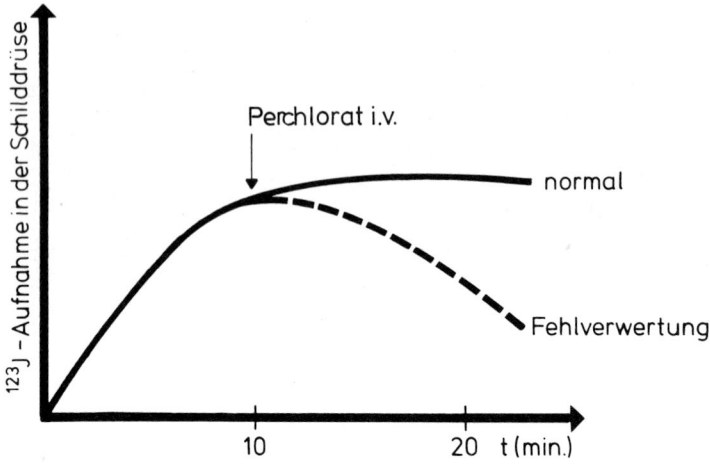

Abb. 13: Schematische Darstellung des Schilddrüsen-Depletions-Testes mit ^{123}Jod.

Aussagekraft:

Die nuklearmedizinische Untersuchung der Schilddrüse ist ein einfaches Nachweisverfahren von funktionstüchtigem Schilddrüsengewebe. Die Schilddrüsenszintigraphie sollte daher immer bei Verdacht auf Schilddrüsenerkrankungen durchgeführt werden. Mit Hilfe des Depletionstestes kann ein Pendred-Syndrom zuverlässig diagnostiziert werden.

Schilddrüsen-Karzinom:

Bei klinisch palpablen Knoten im Schilddrüsenbereich muß auch im Kindesalter immer mit der Möglichkeit eines Neoplasmas gerechnet werden. Deshalb sollte immer die weitere Abklärung des Befundes durch ein Schilddrüsenszintigramm und eine punktionszytologische Untersuchung des Knotens erfolgen. Die in den letzten Jahren beobachtete Zunahme von Schilddrüsen-Karzinomen betrifft nicht nur Erwachsene, sondern auch Kinder. Dabei sind besonders gefährdet Kinder, bei denen im Säuglings- oder Kleinkindesalter eine stärkere Strahlenexposition der Hals- und Nakkenregion erfolgte.

Auch bei Karzinomverdacht wird zur szintigraphischen Diagnostik zuerst ein Schilddrüsenszintigramm mit ^{99m}Tc-Pertechnetat durchgeführt. Nach histologischer Bestätigung des Schilddrüsenkarzinoms erfolgt im Anschluß an die möglichst totale Thyreoidektomie ein Ganzkörperszintigramm 24 h nach oraler Gabe von 0,03 mCi (1,1 MBq) ^{131} Jod pro kg Körpergewicht. Damit können die Größe des verbliebenen Schilddrüsenrestes sowie etwaige vorhandene stoffwechselaktive Metastasen nachgewiesen werden.

Fallbeispiele:

1. Bei dem 10jährigen Mädchen bestand eine Dystrophie unklarer Genese. Wegen des Verdachts auf eine primäre Hypothyreose wurde ein Schilddrüsenszintigramm angefertigt, das jedoch unauffällig war (Abb. 14).

2. Bei einem 14jährigen Mädchen wurde anläßlich einer HNO-Untersuchung der Verdacht auf eine Zungengrundstruma geäußert. Das daraufhin angefertigte Schilddrüsenszintigramm ergab im Halsbereich kein speicherndes Schilddrüsengewebe. Es fand sich jedoch speicherndes Schilddrüsengewebe im Bereich des Zungengrundes (Abb. 15).

3. Die 14jährige Patientin bemerkte einen an Größe zunehmenden Knoten im Bereich der rechten Halsseite. Bei der nuklearmedizinischen Untersuchung fand sich eine rechtsseitig vergrößerte Schilddrüse mit einem großen kalten Knoten im Bereich des mittleren und unteren Anteils des rechten Schilddrüsenlappens (Abb. 16a). Die sofort angeschlossene Punktionszytologie des kalten Knotens ergab eine follikuläre Neoplasie (Pap III). Daraufhin erfolgte die totale Strumektomie; histologisches Ergebnis: follikuläres Schilddrüsen-Karzinom. Als postoperative nuklearmedizinische Diagnostik wurde ein Ganzkörper-Szintigramm mit ^{131} Jod durchgeführt. Dabei zeigte sich im Kamera-Ganzkörperszintigramm (Abb. 16b) neben der physiologischen Aktivitätsspeicherung im Bereich der Speicheldrüsen, des Magens und des Darms eine deutliche Aktivitätsspeicherung im Schilddrüsenbereich, die verbliebenem Restschilddrüsengewebe entsprach. Das Restschilddrüsengewebe wurde zur genauen Lokalisation und Größenbestimmung zusätzlich mit Hilfe des Scanners dargestellt (Abb. 16c).

Strahlenbelastung:

Die Strahlenbelastung der Schilddrüsenszintigraphie ergibt nach Angaben von *Kaul* und *Roedler* für ein 5jähriges Kind folgende Werte (mrd/mCi):

Radiopharmakon	Gonaden	Schilddrüse
^{123}Jodid	79	$5,1 \times 10^4$
^{131}Jodid	$1,3 \times 10^4$	$5,2 \times 10^6$
^{99m}Tc	59	$7,7 \times 10^2$

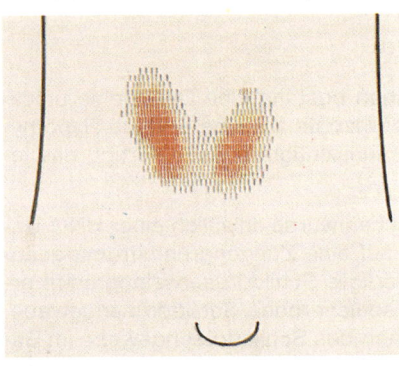

Abb. 14: Schilddrüsenszintigramm eines 10jährigen Mädchens mit Verdacht auf primäre Hypothyreose. Unauffälliger szintigraphischer Befund.

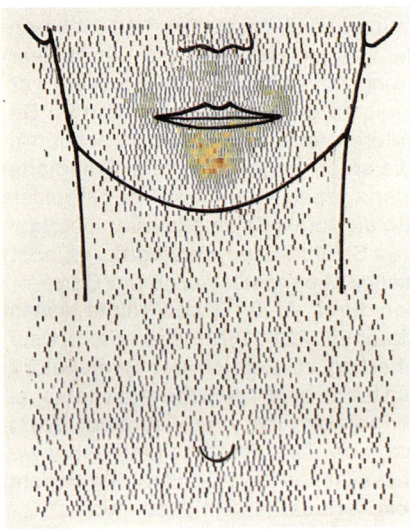

Abb. 15: Zungengrundstruma bei einem 14jährigen Mädchen.

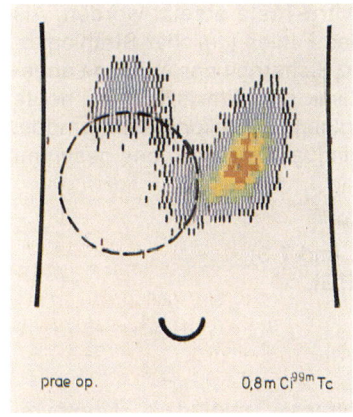

Abb. 16: Szintigraphische Befunde bei einem 14jährigen Mädchen mit Schilddrüsenkarzinom. Präoperative Untersuchung (a) mit großem kaltem Knoten rechts. Postoperatives ¹³¹Jod-Ganzkörperszintigramm (b), das ebenso wie das Scanner-Schilddrüsenszintigramm (c) einen kleinen, speichernden Schilddrüsenrest in der kranialen Halsmitte zeigt.

prae op.   0,8 m Ci^{99m}Tc

a △

b ▽

c ▽

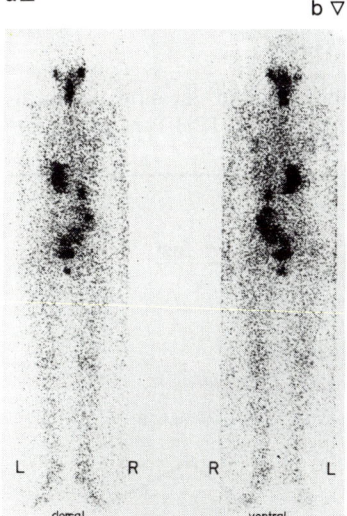

L   R   R   L

dorsal   ventral

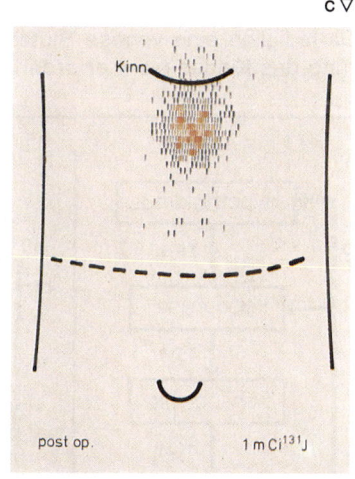

Kinn

post op.   1 m Ci^{131}J

1.5.2.2 In-vitro-Diagnostik

Der früher zur Beurteilung der Schilddrüsenfunktion eingesetzte Radio-Jod-Test, bei dem die Aufnahme von ¹³¹Jod in die Schilddrüse kontinuierlich gemessen wurde und aus dem Verlauf der Zeitaktivitätskurve der Funktionszustand der Schilddrüse bestimmt wurde, ist heute durch in-vitro-Teste ersetzt worden. Als deren Vorteile müssen vor allem das Fehlen jeglicher Strahlenbelastung des Kindes und die erhöhte Sicherheit der Aussage angesehen werden. Im Bereich von Klinik und Praxis können heute problemlos radioimmunologisch folgende Schilddrüsenhormone, bzw. die Schilddrüsenfunktion beeinflussende Hormone bestimmt werden: (Abb. 17a)

1. Thyreotropes Hormon (TSH),
2. Thyroxin und Trijodhyronin (T 4 und T 3),
3. Transporteiweiße im Plasma (TBG),
4. Freies T 3 und T 4 (f T_3, f T_4).

Indikationen:

Verdacht auf kongenitale Hypothyreose, sekundäre Hypothyreosen und Hyperthyreosen.

Vorbereitung des Kindes:

Da lediglich eine venöse Blutabnahme erfolgt, ist eine Vorbereitung des Kindes nicht erforderlich. Nur beim TRH-Test ist es rat-

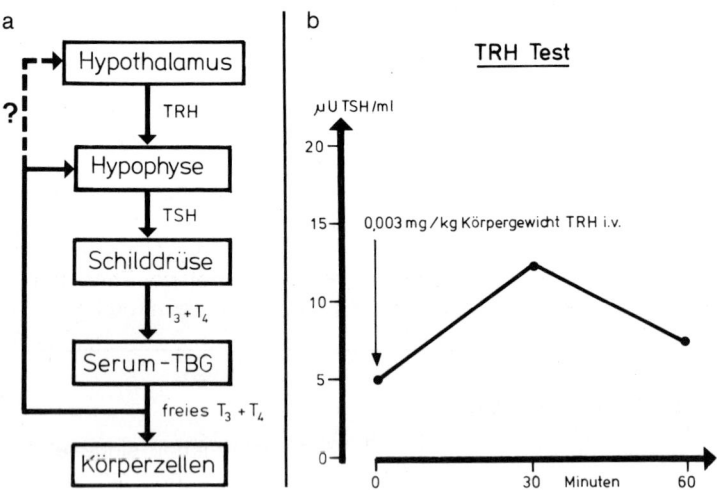

Abb. 17: Schematische Darstellung der Schilddrüsen-Hypophysen-Regulation (a) und des TRH-Testes zur Überprüfung des Reglerkreises (b).

sam, das Kind nüchtern zu lassen, da hierbei nicht selten Nebenwirkungen wie Hitzegefühl, Übelkeit, Brechreiz und Erbrechen auftreten.

Durchführung der Untersuchung:

In der Praxis hat sich folgendes Vorgehen zur Abklärung der meisten Schilddrüsen-Funktionsstörungen als geeignet erwiesen:

1. Als Basisuntersuchung Bestimmung von T_4-RIA und T_3-RIA mit T-3-Index oder TBG-Bestimmung.
2. Bei nicht eindeutigem Ergebnis: TRH-Test (Abb. 17b).

Der TRH-Test wird wie folgt durchgeführt: nach Abnahme von 2—5 ml Vollblut erfolgt durch die liegende Kanüle die Injektion von 0,003 mg Thyreotropin-Releasing-Faktor (TRH) pro kg Körpergewicht. 30 Min. später wird eine erneute Blutabnahme durchgeführt. Aus den Blutproben wird radioimmunologisch die Konzentration von TSH bestimmt. Ist der TSH-Spiegel bereits vor der TRH-Injektion erhöht oder steigt nach TRH-Injektion verstärkt an, so entspricht dies einer Hypothyreose, während ein niedriger TSH-Spiegel, der auch nach TRH-Injektion nicht wesentlich ansteigt, für eine Hyperthyreose spricht.

Kongenitale Hypothyreose:

Die angeborene Hypothyreose ist meist Folge einer Anlagestörung der Schilddrüse, seltener einer Thyroxin-Synthesestörung. Sie ist mit einer Häufigkeit von 1:6000 bis 1:3000 keineswegs selten. Zur Zeit werden daher Versuche durchgeführt, alle Neugeborenen zum Ausschluß einer Hypothyreose zu untersuchen. Dies ist mit Hilfe von Blutbestimmungen aus dem Nabelschnurblut oder durch Filterpapierblättchen mit eingetrocknetem Blut möglich. Die frühzeitige Diagnose der kongenitalen Hypothyreose ist von außerordentlicher Wichtigkeit, da ein frühzeitiger Therapiebeginn mit Schilddrüsenhormonsubstitution zur regelrechten Entwicklung des Neugeborenen führt, während bei fehlender Therapie dauernde cerebrale Schäden resultieren.

1.5.3 Lungen-Perfusionsszintigraphie

Mit Hilfe der Lungenszintigraphie können Erkrankungen diagnostiziert werden, die zu Veränderungen im Bereich der Lungenstrombahn führen. Hierzu werden mit ^{99m}Tc markierte Human-Se-

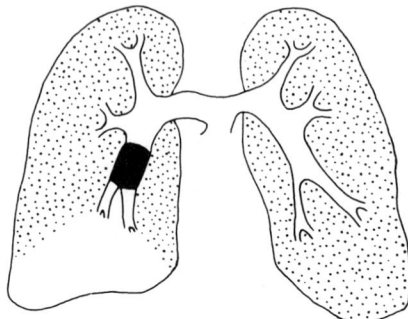

Abb. 18:
Schematische Darstellung der Lungenperfusionsszintigraphie mit einem gut abgegrenzten segmentalen Defekt, hervorgerufen durch eine größere Embolie.

rum-Albuminpartikel mit einer Größe von 10—40 µ i. v. injiziert und gelangen mit dem venösen Blut in die Lunge. Während der ersten Lungenpassage werden mindestens 90% der Partikel in den Arteriolen und Kapillaren der Lunge festgehalten und führen dadurch zu einer Blockade etwa jeder 1 000—10 000 Lungenkapillare ohne Beeinträchtigung der Lungenfunktion. Mit Hilfe eines Szintigraphiegerätes kann anschließend die Verteilung der strahlenden Mikroembolien und damit die Perfusionsverteilung in der Lunge aufgezeichnet werden.

Ist ein größeres Lungengefäß, z. B. durch einen Tumor oder eine Lungenembolie verschlossen, können die Partikel in den Perfusionsbereich des verschlossenen Gefäßes nicht eingeschwemmt werden, d. h. der dem Gefäßverschluß nachgeschaltete Lungenbereich kommt im Lungenszintigramm als aktivitätsfreie Zone zur Darstellung (Abb. 18).

Indikationen:

1. Lungenembolie,
2. Kongenitale Mißbildungen im Bereich der Lungenstrombahn.

Vorbereitung des Kindes:

Eine besondere Vorbereitung ist nicht erforderlich.

Durchführung der Untersuchung:

Die Kinder erhalten 0,03 mCi (1,0 MBq) ^{99m}Tc markierte Human-Eiweiß-Partikel pro kg Körpergewicht i. v. Sofort nach Injektion werden mit der Gamma-Kamera Aufnahmen der Lunge von ventral, dorsal, rechts und links seitlich angefertigt. Gelegentlich können auch zur besseren Beurteilung des Lungenparenchyms Schrägaufnahmen erforderlich sein.

Als Ergänzung der statischen Perfusionsszinitgraphie läßt sich bei geeigneter Fragestellung, z. B. bei Verdacht auf arteriovenöse Fisteln oder andere Mißbildungen der Lunge, zusätzlich die schnelle Sequenzszintigraphie einsetzen, bei der ein i. v. injizierter Aktivitätsbolus mit Hilfe von Gamma-Kamera und Datenverarbeitungssystem auf seinem Weg durch die Lunge verfolgt werden kann.

Eine weitere Indikation für den Einsatz von nuklearmedizinischen Datenverarbeitungssystemen bei der Lungenszintigraphie stellt die Bestimmung der prozentualen Verteilung der Durchblutung in beiden Lungenhälften dar, die beim Gesunden etwa 55% rechts und 45% links beträgt. Die seitengetrennte prozentuale Angabe der Lungenperfusion kann insbesondere zu der Entscheidung, ob ein operativer Eingriff durchgeführt werden kann und soll, erforderlich sein.

Aussagekraft der Untersuchung:

Mit der Lungen-Perfusionsszintigraphie steht ein sehr einfaches, risikoloses und hochempfindliches Verfahren zur Bestimmung der Perfusionsverhältnisse im Bereich beider Lungenhälften zur Verfügung. Ein technisch einwandfreies, normales Lungenszintigramm schließt eine größere Lungenembolie aus. Während falsch negative Lungenszintigramme außerordentlich selten sind, muß mit einem höheren Prozentsatz falsch positiver Ergebnisse gerechnet werden, da auch eine z. B. spastisch bedingte Bronchialeinengung über den Euler-Liljiestrand-Reflex zu einer Durchblutungsminderung des nachgeschalteten Lungenabschnitts führen kann. Zum Ausschluß von Fehldiagnosen muß daher das Perfusionsszintigramm immer in Kombination mit einem Röntgenbild des Thorax interpretiert werden. Zusätzlich lassen sich rein reflektorisch bedingte Minderperfusionen durch die intravenöse Injektion von bronchospasmolytisch wirksamen Medikamenten aufheben.

Fallbeispiele:

1. Bei dem 4 Jahre alten Knaben war wegen eines Hydrocephalus internus ein ventrikulo-atrialer Shunt angelegt worden. In

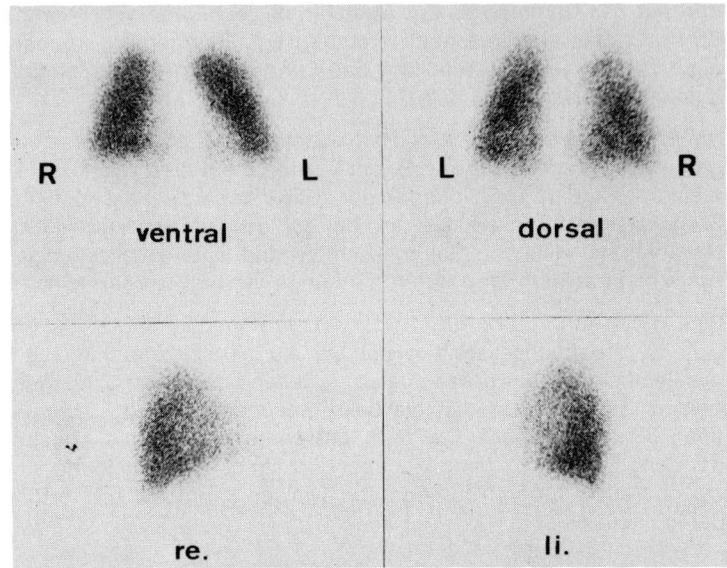

Abb. 19: Unauffälliges Lungenszintigramm eines 4jährigen Knaben mit Verdacht auf Lungenembolien.

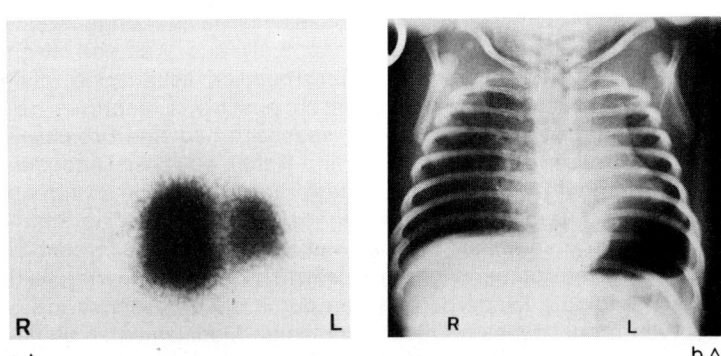

a △   b △

Abb. 20: Lungenszintigramm, ventrale Projektion (a) und Thorax-Röntgenaufnahme (b) eines 5 Wochen alten Knaben. Zustand nach Operation einer großen Bochdalek'schen Hernie. Deutlich verminderte Perfusion im Bereich des linken Ober- und Mittelfeldes, Perfusionsausfall im linken Unterfeld.

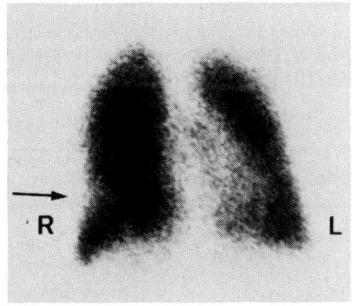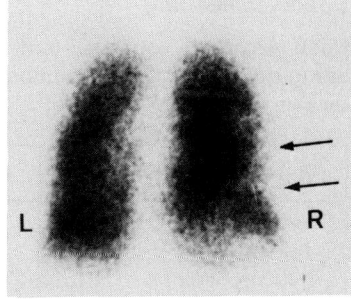

a △   b △

Abb. 21: Lungenszintigramm, ventrale (a) und dorsale (b) Projektion, eines 6jährigen Knaben mit Verdacht auf Lungenembolien. Kleine, keilförmige Perfusionsausfälle im Bereich des rechten Mittel- und Unterfeldes lateral.

---

der postoperativen Phase wurde wegen des klinischen Verdachts auf akute Lungenembolien ein Lungenszintigramm angeordnet. Dabei fand sich jedoch eine unauffällige Perfusionsverteilung im Bereich beider Lungenhälften ohne Hinweis auf abgelaufene Embolien (Abb. 19).

2. Der 5 Wochen alte Knabe war am Tag nach der Geburt wegen einer großen Bochdalek'schen Hernie operiert worden. Postoperativ wurde eine künstliche Beatmung erforderlich, wobei sich nur eine geringe Entfaltung des linken Oberlappens zeigte. Zur Abklärung der Perfusionsverhältnisse im Bereich der linken Lungenhälfte wurde ein Lungenszintigramm durchgeführt. Dabei fand sich eine gegenüber rechts deutlich verminderte Perfusion im Bereich des linken Ober- und Mittelfeldes bei fehlender Perfusion im linken Unterfeld (Abb. 20).

3. Bei dem 6jährigen Knaben wurde klinisch bei Zustand nach Operation eines Ventrikelseptum-Defektes der Verdacht auf Lungenembolien rechtsseitig geäußert. Die Lungenszintigraphie bestätigte die Verdachtsdiagnose; es fanden sich kleinere keilförmige Bezirke mit fehlender Perfusion im Bereich des rechten Mittel- und Unterfeldes lateral (Abb. 21).

45

Strahlenbelastung

Nach Angaben von *Kaul* und *Roedler* beträgt die Strahlenbelastung durch die Lungenszintigraphie für ein 5jähriges Kind folgende Werte (mrd/mCi):

Radiopharmakon	Ovarien	Testes	Lunge
^{99m}Tc-Albumin-Partikel (Mikrosphären)	22	43	590

1.5.4 Nuklearmedizinische Leberdiagnostik

1.5.4.1 Leberszintigraphie

Die statische Leberszintigraphie zum Nachweis morphologischer Organveränderungen wird heute mit ^{99m}Tc markierten Kolloiden durchgeführt. Nach i.v. Injektion werden ca. 80—90% der applizierten Kolloide von den Kupffer'schen Sternzellen der Leber phagozytiert. Je nach verwendeter Kolloidart ergibt sich zusätzlich eine Aktivitätsspeicherung in der Milz und im Knochenmark. Bei einer Verminderung der Makrophagen in der Leber, z.B. bei einem diffusen Leberparenchymschaden, kommt es dabei zu einer Umverteilung der Radioaktivitätsanreicherung zu Gunsten von Milz und Knochenmark.

Indikationen:

1. Beurteilung der Lebergröße und Leberform,
2. Nachweis von Lageanomalien der Leber, z.B. Verdrängung durch einen abdominellen Tumor, subphrenischen Abszeß oder eine Dickdarminterposition,
3. Fokale Leberparenchymveränderungen, wie primäre Malignome der Leber, Lebermetastasen, benigne Lebertumoren, Zysten, Abszesse oder Hämatome,
4. Diffuse Leberparenchymveränderungen, z.B. Zirrhosen oder entzündliche Veränderungen.

Vorbereitung des Kindes:

Eine spezielle Vorbereitung ist nicht erforderlich, jedoch sollten Kontrastmittel-Untersuchungen des Magen-Darm-Kanals nicht unmittelbar vor der Leberszintigraphie durchgeführt werden, da die damit verbundene Luftfüllung, insbesondere des Colons, zu Impressionen der Leber führen kann.

Durchführung der Untersuchung:

Die Kinder erhalten 0,04 mCi (1,6 MBq) pro kg Körpergewicht mit ^{99m}Tc markiertes Kolloid (z.B. Schwefel-Kolloid) i.v. 10—15 Min. p.i. werden mit den Aufnahmen an der Gamma-Kamera begonnen, wobei in der Regel Aufnahmen von ventral, dorsal und rechts seitlich durchgeführt werden. Zusätzlich können Schrägaufnahmen zur Vermeidung einer unerwünschten Organüberlagerung angefertigt werden.

Zur topographischen Lagebestimmung der Leber und zur groben Orientierung hinsichtlich der Lebergröße empfiehlt sich die Markierung des Rippenbogens mit Hilfe eines radioaktiven Bandes. Zusätzlich können damit auch im Abdomen palpable Tumoren auf der Haut markiert werden (Abb. 22).

Beim Verdacht auf einen subphrenischen Abszeß wird die statische Leberszintigraphie mit einer schnellen Sequenzszintigraphie gekoppelt, bei der der Aktivitätsdurchfluß der zur Leberszintigraphie verwendeten Technetiumverbindung durch die Lunge in dem an die Gamma-Kamera gekoppelten Datenverarbeitungssystem

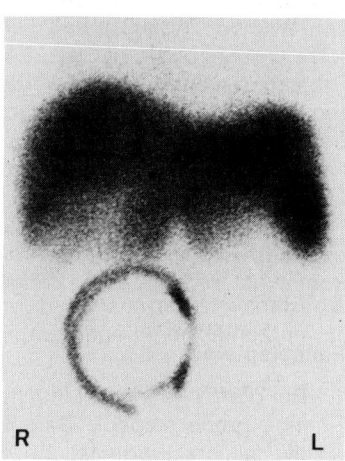

Abb. 22:
Leberszintigramm eines 11jährigen Mädchens mit Raumforderung im Abdomen rechts, die mit einem radioaktivitätshaltigen Band markiert wurde. Verdrängung des rechten Leberlappens nach cranial mit bogiger Impression im kaudalen Anteil.

R   L

gespeichert wird. Anschließend werden die statischen Szintigraphien der Leber ebenfalls gespeichert. Bei ventraler Projektion läßt sich mit dieser Methode der Abstand zwischen der kaudalen Begrenzung der Lungenaktivität und der kranialen Begrenzung der Leberaktivität bestimmen und somit eine Aussage über das Vorliegen eines subphrenischen Abszesses erreichen.

Aussagekraft der Untersuchung:

Die statische Leberszintigraphie stellt eine einfache und genaue Methode zur Bestimmung der Leberform und -größe sowie ihrer Lage im Abdomen dar. In Kombination mit der schnellen Sequenzszintigraphie erlaubt sie die Diagnose eines subphrenischen Abszesses. Die häufigste Indikation zur Leberszintigraphie ist der Verdacht auf primäre Lebertumoren oder Lebermetastasen, die jedoch erst ab einer Mindestgröße von etwa 2 cm Durchmesser erkannt werden können. Anhand von Phantomstudien konnte ermittelt werden, daß ein oberflächlich gelegener Herd noch bei einem Durchmesser von 1,25 cm abgebildet wird, während in 8 cm Organtiefe die Grenze des Abbildungsvermögens bei 2,5 cm liegt. Darüber hinaus wird in der Pädiatrie das Auflösungsvermögen des Leberszintigramms durch die Atem- und Bewegungsunschärfe eingeschränkt. Die Trefferquote der szintigraphischen Diagnose „Lebermetastase" wird in der Literatur für den Erwachsenen mit ca. 70—90% angegeben. Dabei liegen die falsch-negativen Diagnosen meist deutlich über den falsch-positiven. Wichtig hierbei ist, daß die seitliche Projektion Parenchymdefekte erkennen läßt, die bei 20% der Fälle in ventraler und dorsaler Projektion nicht gesehen werden. Eine einfache und sichere Methode stellt die Leberszintigraphie auch zum Nachweis eines Leberabszesses, eines Leber-Echinococus oder Leberhämatoms nach stumpfem Bauchtrauma dar. Eine Artdiagnose bei diffusen Leberparenchymerkrankungen, bei denen es zu einer verminderten Aktivitätsanreicherung in der Leber bei gleichzeitig verstärkter extrahepatischer Aktivitätsanreicherung in Milz und Knochenmark kommt, ist mit der Leberszintigraphie in der Regel nicht möglich.

Fallbeispiele:

1. Bei dem 11jährigen Mädchen fand sich klinisch im Abdomen eine große palpable Raumforderung. Die Leberszintigraphie, die mit der Fragestellung der Zugehörigkeit der Raumforde-

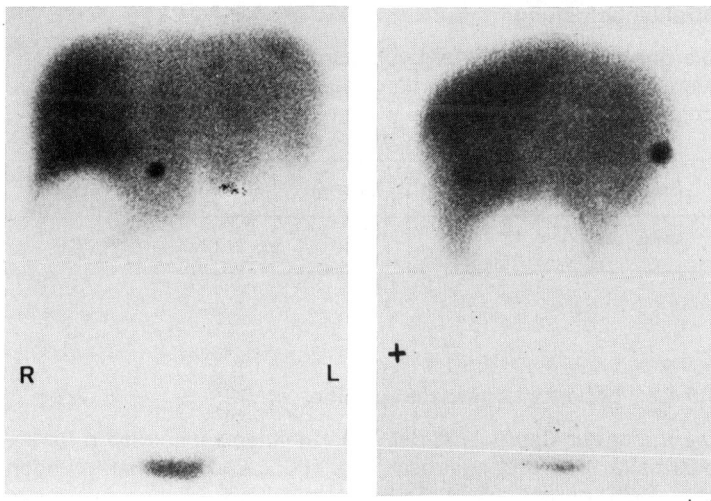

a △   b △

Abb. 23: Leberszintigramm, ventrale (a) und seitliche (b) Projektion eines 11jährigen Mädchens mit Raumforderung im Abdomen. Scharf begrenzte, runde Aktivitätsaussparung im unteren Anteil des rechten Leberlappens.

---

rung zur Leber durchgeführt wurde, ergab eine Verdrängung des rechten Leberlappens nach kranial sowie eine bogige Impression im kaudalen Anteil (Abb. 22), so daß ein extrahepatischer Tumor im Impression der Leber angenommen wurde. Eine Infiltration der Leber konnte szintigraphisch nicht ausgeschlossen werden. Bei der anschließenden Operation fand sich ein großes Neuroblastom mit Verdrängung und Impression der Leber ohne Infiltrationen.

2. Bei dem 11jährigen Mädchen war im rechten Abdomen eine größere Raumforderung palpabel. Auch hier bestand die klinische Fragestellung der Zugehörigkeit dieser Raumforderung zur Leber. Im Leberszintigramm (Abb. 23) fand sich eine normal gelegene Leber mit einer großen, scharf begrenzten Aktivitätsaussparung im unteren Anteil des rechten Leberlappens. Die operative Abklärung des Befundes ergab ein gut abgegrenztes Rhabdomyosarkom der Leber.

Strahlenbelastung:

Die Strahlenbelastung der Leberszintigraphie bei einem 5jährigen Kind ergibt nach Angaben von *Kaul* und *Roedler* folgende Werte (mrd/mCi):

Radiopharmakon	Ovarien	Testes	Leber
99mTc Phytat	58	120	920

1.5.4.2 Leberfunktionsszintigraphie

Die früher zur Beurteilung der Leberfunktion verwendeten Radiopharmaka ^{131}Jod-Bengalrosa und ^{131}Jod-Bromsulphan wurden seit 1976 durch mit ^{99m}Tc markierte Imino-di-acetat-Derivate (^{99m}Tc-JDA) ersetzt, da mit diesen Verbindungen neben einer höheren Gallekonzentration und einer schnelleren Exkretion eine wesentlich verbesserte szintigraphische Darstellung der Gallenwege erreicht werden kann. Die Sekretion der IDA-Derivate in die Gallenwege ist in den ersten 30 Min. nach Injektion 4 mal höher als die von Bengalrosa; die Urinausscheidung des Tracers beträgt in einem Zeitraum von 3 Stunden beim Gesunden nur etwa 5%; ein gestörter hepatobiliärer Transport erhöht diesen Wert.

Indikationen:

1. Entwicklungsstörungen des Gallengangssystems, z. B. Gallengangsatresie,

2. intrahepatische Cholestase,

3. mechanischer Gallengangsverschluß, z. B. durch Tumor oder Trauma,

4. unklare Speicherdefekte im Leberszintigramm zum Ausschluß von erweiterten Gallengängen oder einer vergrößerten Gallenblase.

Vorbereitung des Kindes:

Die Untersuchung sollte nur bei nüchternen Kindern erfolgen.

Durchführung der Untersuchung:

Die Kinder werden unter der Gamma-Kamera so gelagert, daß die gesamte Leber sowie ein möglichst großer Anteil des Abdomens im Aufnahmebereich liegen. Nach i. v. Injektion von 0,07 mCi (2,6 MBq) der ^{99m}Tc-IDA-Verbindung pro kg Körpergewicht wird eine Sequenzszintigraphie mit Einzelaufnahmen von jeweils 2 Min. und einer Gesamtdauer von 30 Min. gestartet. Anschließend erfolgen statische Aufnahmen in Abständen von etwa 15—30 Min. bis zu einer Gesamtuntersuchungsdauer von 60—120 Min. Ist zu diesem Zeitpunkt noch keine Aktivität im Darm nachweisbar, müssen weitere Szintigraphien der Leber und des Abdomens bis zu 24 Stunden p. i. aufgenommen werden.

Aussagekraft der Untersuchung:

Beim Vorliegen einer Gallengangsatresie kommt es je nach dem Schweregrad der cholestatisch bedingten Leberparenchymschädigung zu einer verminderten Aktivitätsanreicherung in der Leber und zu einem fehlenden Aktivitätsnachweis in den intra- und extrahepatischen Gallengängen. Im Darm ist selbst bei Messungen bis zu 24 Stunden eine Aktivitätsanreicherung nicht erkennbar. Gleichzeitig sind die Aktivitätsausscheidung über die Nieren und die Untergrundaktivität erhöht. Der inkomplette mechanische Gallengangsverschluß unterscheidet sich vom kompletten durch einen deutlichen Aktivitätsnachweis in den dilatierten intra- und extrahepatischen Gallenwegen bis zum Abflußhindernis. Der hier gelegentlich beobachtete „Aktivitätssprung" ermöglicht eine grobe anatomische Zuordnung. Die Aktivitätsanreicherung im Darm ist beim inkompletten Verschluß häufig vermindert, aber immer nachweisbar. Zwar stellen beim kompletten mechanischen Verschluß die dilatierten intrahepatischen Gallenwege, die wegen der fehlenden intrahepatischen Aktivitätssekretion bei der Leberfunktionsszintigraphie als Aussparung zur Darstellung kommen können, eine wertvolle differentialdiagnostische Hilfe dar, jedoch ist eine sichere Differentialdiagnose zwischen einem Gallengangsverschluß und einer ausgeprägten neonatalen Cholestase zur Zeit noch nicht in allen Fällen möglich.

Fallbeispiele:

1. Bei dem 3 Monate alten Knaben wurde klinisch eine Vergrößerung von Leber und Milz festgestellt. Da gleichzeitig ein Ikterus auftrat, wurde der Verdacht auf eine Gallengangsatresie

geäußert. Bei der Leberfunktionsszintigraphie mit ^{99m}Tc-Hepatobida zeigte sich ein unauffälliger Befund mit Aktivitätsabfluß aus der Leber über die intra- und extrahepatischen Gallengänge (Abb. 24).

2. Bei dem knapp 2jährigen Mädchen bestand ebenfalls ein Ikterus. Sonographisch fand sich eine Erweiterung der Gallenwege und der Gallenblase, so daß klinisch der Verdacht auf eine

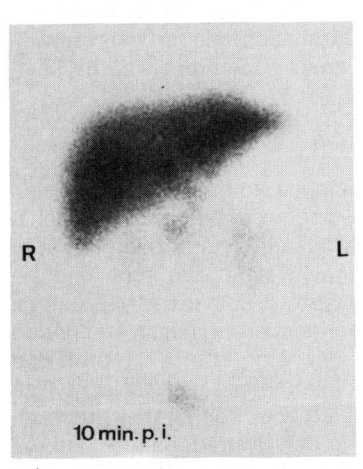

R   L

10 min. p. i.

a △

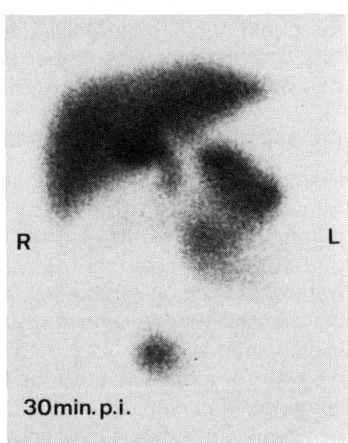

R   L

30 min. p. i.

b △

c ▽

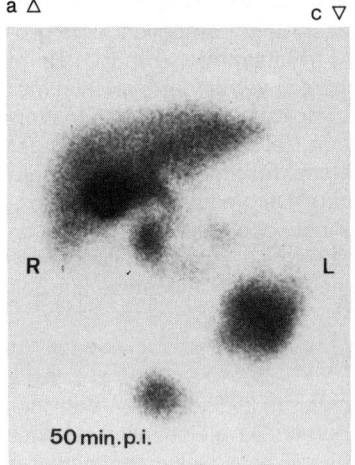

R   L

50 min. p. i.

Abb. 24:
Leberfunktionsszintigraphie eines 3 Monate alten Knaben mit Vergrößerung von Leber und Milz, 10 min. (a), 30 min. (b) und 50 min. (c) nach i.v. Injektion von ^{99m}Tc-Hepatobida. Freier Aktivitätsabfluß aus der Leber über die intra- und extrahepatischen Gallengänge. Regelrechte Aktivitätsanreicherung im Bereich der Gallenblase.

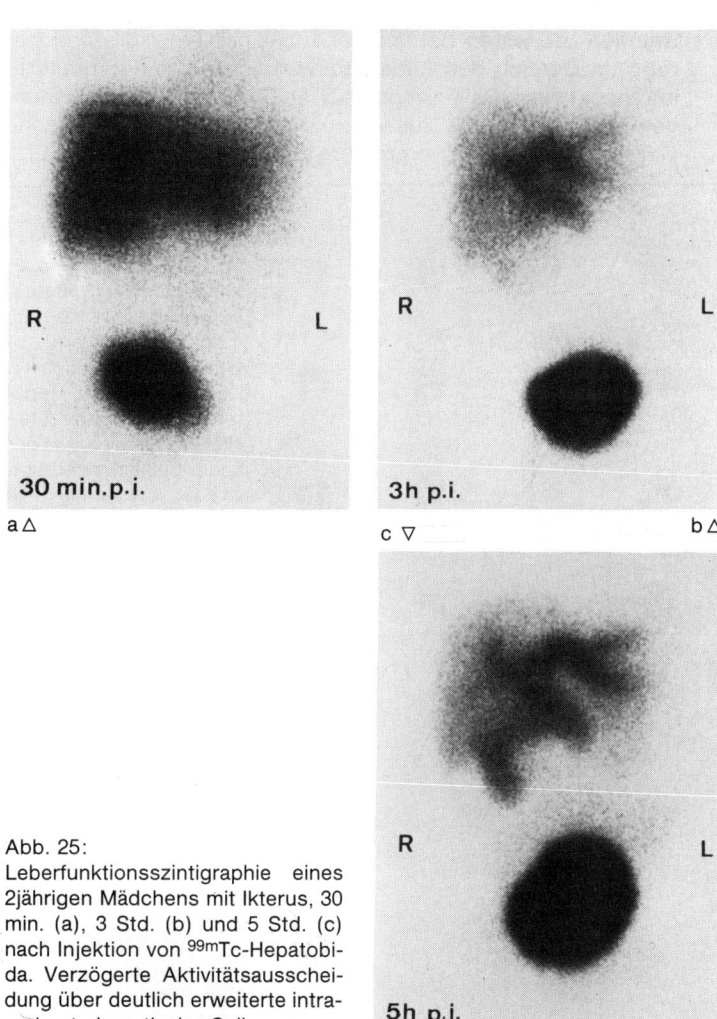

30 min.p.i.

a△

3h p.i.

c ▽   b△

Abb. 25:
Leberfunktionsszintigraphie eines
2jährigen Mädchens mit Ikterus, 30
min. (a), 3 Std. (b) und 5 Std. (c)
nach Injektion von ^{99m}Tc-Hepatobi-
da. Verzögerte Aktivitätsausscheidung über deutlich erweiterte intra-
und extrahepatische Gallenwege.

5h p.i.

Choledochusstenose geäußert wurde. Bei der Leberfunktionsszintigraphie kam es 30 Min. p. i. zur Darstellung einer vergrößerten Leber mit deutlich verzögerter Aktivitätsausscheidung
über die intrahepatischen Gallenwege bei pathologisch verstärkter Aktivitätsausscheidung in die Harnblase (Abb. 25a). 3

Stunden p.i. waren bei nur noch mäßiger Aktivitätsanreicherung im Bereich des Leberparenchyms deutlich verbreiterte intrahepatische Gallenwege nachweisbar (Abb. 25b). 5 Stunden p.i. fanden sich zusätzlich verbreiterte extrahepatische Gallenwege und eine vergrößerte Gallenblase (Abb. 25c). Erst

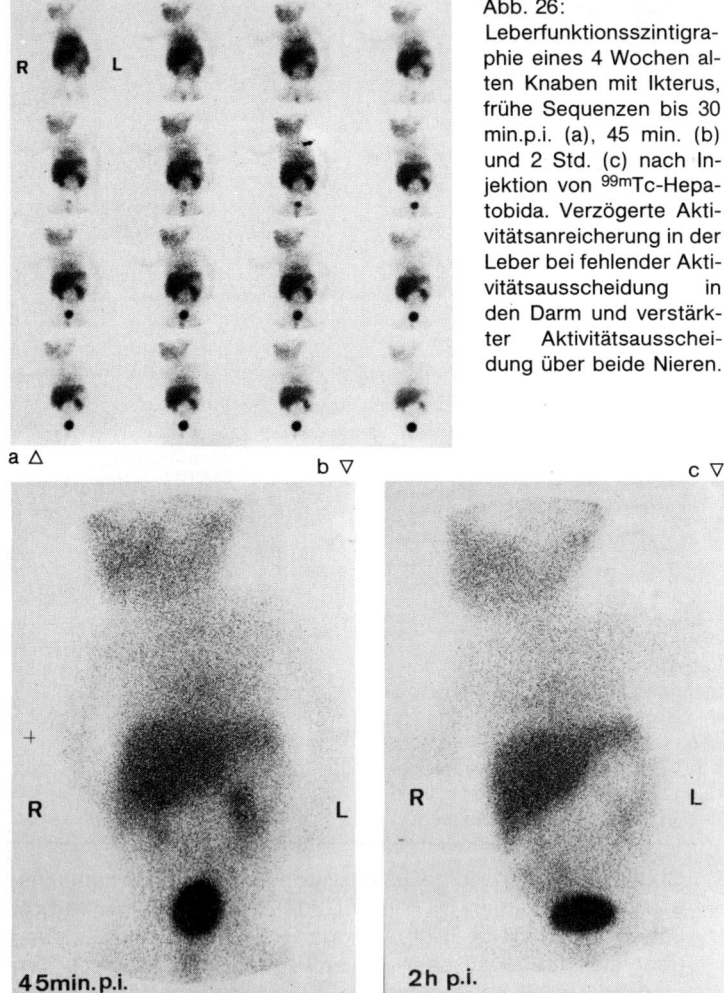

Abb. 26:
Leberfunktionsszintigraphie eines 4 Wochen alten Knaben mit Ikterus, frühe Sequenzen bis 30 min.p.i. (a), 45 min. (b) und 2 Std. (c) nach Injektion von ^{99m}Tc-Hepatobida. Verzögerte Aktivitätsanreicherung in der Leber bei fehlender Aktivitätsausscheidung in den Darm und verstärkter Aktivitätsausscheidung über beide Nieren.

a △   b ▽   c ▽

45min.p.i.   2h p.i.

24 Stunden p.i. konnte ein geringer Aktivitätsübertritt in den Darm nachgewiesen werden. Als Ergebnis der nuklearmedizinischen Untersuchung wurde die Diagnose einer hochgradigen Choledochusstenose im distalen Anteil mit Aufstau und Erweiterung der extra- und intrahepatischen Gallenwege gestellt. Die anschließende Operation bestätigte den nuklearmedizinischen Befund.

3. Bei dem 4 Wochen alten Knaben bestand aufgrund eines Ikterus klinisch der Verdacht auf eine Gallengangsatresie. Bei der Leberfunktionsszintigraphie kam es auf den frühen Sequenzaufnahmen (Abb. 26a) nur zu einer stark verzögerten Aktivitätsanreicherung im Bereich der Leber bei gleichzeitig deutlich verstärkter Aktivitätsausscheidung über beide Nieren. Bis 24 Stunden p.i. (Abb. 26b + c) war eine Aktivitätsausscheidung in den Darm nicht nachweisbar. Bei der Operation bestätigte sich die Diagnose einer Gallengangsatresie.

Strahlenbelastung:

Angaben über die Strahlenbelastung von Kindern bei der Leberfunktionsszintigraphie liegen zur Zeit in der Literatur noch nicht vor. Für Erwachsene werden von den Herstellerfirmen folgende Werte angegeben (mrd/mCi):

Radiopharmakon	Ovarien	Testes	Leber
^{99m}Tc-Hepatobida	75	8	81
^{99m}Tc-Hida	92	8	46 – 330

1.5.5 Nuklearmedizinische Untersuchungen in der Hämatologie

1.5.5.1 Milzszintigraphie

Die diagnostische Beurteilung der Milz erfolgt im Kindesalter in der Regel durch eine Ultraschall-Untersuchung. Hierbei ergeben sich jedoch manchmal Befunde, bei denen differentialdiagnostisch durch die Sonographie nicht sicher entschieden werden kann, ob eine vergrößerte Milz oder große Lymphknotenpakete, die von der Milz nicht abgegrenzt werden können, vorliegen. Daraus ergibt sich eine Indikation für die Milzszintigraphie im Kindesalter:

Indikationen:

Im Ultraschall unklare Raumforderungen im Abdomen, bei denen eine vergrößerte Milz nicht ausgeschlossen werden kann.

Vorbereitung des Kindes:

Eine spezielle Vorbereitung ist nicht erforderlich.

Durchführung der Untersuchung:

Den Kindern werden 5—10 ml Vollblut entnommen, mit ACD (Acidum Citricum Dextrose) Stabilisator im Verhältnis 1:5 vermischt und die Erythrozyten abzentrifugiert. 1 ml der Erythrozyten werden mit 1 ml (10 mg) Glucoheptonat geschüttelt und die Erythrozyten erneut abzentrifugiert. Diese Erythrozyten werden danach mit 0,02 mCi (0,8 MBq) ^{99m}Tc-Pertechnetat pro kg Körpergewicht gemischt, bei Raumtemperatur 5 Min. inkubiert und danach 3 mal gewaschen. Anschließend werden die so markierten Erythrozyten zur Wärmealterierung 20 Min. auf 49,5 ° C erhitzt. Die dadurch gewonnenen Sphärozyten werden den Kindern reinjiziert.

Zur Bestimmung der Sequestrationsleistung der Milz für diese Sphärozyten folgen über 45 Min. Messungen des strömenden Blutes am Unterarm mit Bestimmung des Aktivitätsabfalls im Blut. Anschließend werden an der Gamma-Kamera die Aufnahmen des Milzszintigramms in 3 Ebenen, (ventral, links-seitlich und dorsal) angefertigt. Aus der Fläche der Milz im Milzszintigramm läßt sich nach der von *Fischer* und *Wolf* angegebenen Formel

$$V = a \cdot \sqrt{F^3} \, [cm^3]$$

V = Milzvolumen
a = spez. Gerätefaktor
F = Fläche der Milz im Szintigramm in cm^2

zusätzlich das Milzgewicht errechnen.

Aussagekraft der Untersuchung:

Die Milzszintigraphie stellt die einzige Methode dar, mit der selektiv Milzparenchym dargestellt werden kann. Zusätzlich ergibt sich

Abb. 27:
Milzszintigramm eines 8 Wochen alten Säuglings mit Raumforderung im linken unteren Abdomen, in ventraler (a), dorsaler (b) und linksseitlicher (c) Projektion. Deutlich vergrößerte, kommaförmige Milz, deren kaudale Begrenzung im Abdomen weit nach ventral reicht und dem tastbaren Tumor entspricht.

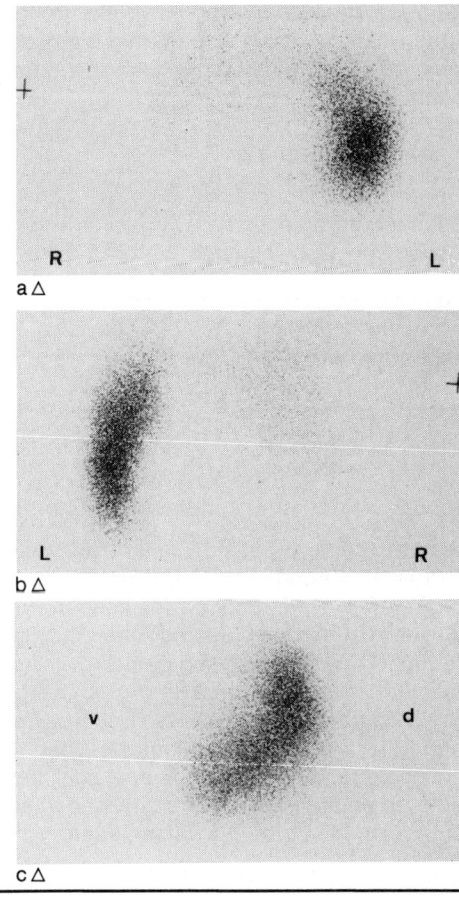

mit dieser Methode die Möglichkeit zur Bestimmung der Milz-Sequestrationsleistung.

Fallbeispiel:

Bei dem 8 Wochen alten Säugling war klinisch eine Raumforderung im linken unteren Abdomen tastbar. Bei der daraufhin durchgeführten Ultraschall-Untersuchung konnte die Zugehörigkeit dieser Raumforderung zur Niere oder zur Milz nicht entschieden werden. Bei dem anschließend angefertigten Milzszintigramm zeigte sich eine deutlich vergrößerte, kommaförmige Milz, deren untere Begrenzung hakenförmig bis in das untere ventrale Abdomen reichte und der hier palpablen Raumforderung entsprach (Abb. 27).

Strahlenbelastung:

Bei der Milzszintigraphie ergeben sich bei Verwendung von mit Technetium markierten, wärmealterierten Erythrozyten nach Angaben von *Wolf* folgende Werte (mrd/mCi):

Radiopharmakon	Gonaden	Ganzkörper	Milz
99mTc-Pertechnetat	20	15	1300

1.5.5.2 Bestimmung der Erythrozyten-Überlebenszeit

Wird bei Kindern unter 12 Jahren eine Splenektomie durchgeführt, besteht aufgrund einer verminderten Immuntoleranz die hochgradige Gefahr einer tödlich verlaufenden Pneumokokkensepsis. Aus diesem Grunde muß die Indikation zur Splenektomie im Kindesalter außerordentlich streng gestellt werden. Entscheidendes Kriterium für die Indikationsstellung ist hierbei die Bestimmung des Erythrozytenabbauortes. Der Erythrozytenabbau erfolgt in Leber und Milz, wobei der Quotient, bezogen auf gleich große Oberflächenanteile von Milz zu Leber 2 zu 1 beträgt. Bei einem milzbedingten vermehrten Erythrozytenabbau kann sich dieser Quotient auf Werte bis zu 6 zu 1 verschieben.

Indikationen:

1. Bei hämolytischen Anämien zur Bestimmung des Erythrozytenabbauortes,
2. Praeoperative Bestimmung der Erythrozyten-Überlebenszeit vor Durchführung einer Splenektomie.

Vorbereitung des Kindes:

Da während der Untersuchung keine Bluttransfusion möglich ist, sollte der Hb-Wert vor der Untersuchung mindestens 10 g/dl betragen.

Durchführung der Untersuchung:

Dem Kind werden 5 ml Vollblut entnommen, mit ACD (Acidum Citricum Dextrose) Stabilisator im Verhältnis 1:5 vermischt, die Erythrozyten abzentrifugiert und mit 0,003 mCi (0,11 MBq) ^{51}Chrom pro kg Körpergewicht versetzt, anschließend 30 Min. bei 37 ° Celsius inkubiert, 3 mal gewaschen und dem Kind reinjiziert.

20 Min. nach der Reinjektion, am 1. und 3. Tag und anschließend 2 mal wöchentlich — bis zum Abfall der Aktivität unter 50% — werden die spezifische Erythrozytenaktivität sowie die Organaktivität von Milz und Leber gemessen.

Aussagekraft der Untersuchung:

Die Bestimmung der Erythrozyten-Überlebenszeit mit Hilfe von mit ^{51}Chrom markierten Erythrozyten kann bei gleichzeitiger Bestimmung des Abbauortes und ausreichender Genauigkeit mit keiner anderen Methode erfolgen.

Strahlenbelastung:

Nach Angaben von *Wolf* erreicht die Strahlenbelastung bei mit ^{51}Chrom markierten Erythrozyten folgende Werte (mrd/mCi):

Radiopharmakon	Gonaden	Ganzkörper	Milz
^{51}Chrom	80	25	6000

1.5.6 Abdominalszintigraphie zum Nachweis von Blutungsquellen

Neben Tumoren und entzündlichen Erkrankungen ist das Meckel'sche Divertikel die häufigste intestinale Blutungsursache im Kindesalter. Das Meckel'sche Divertikel findet sich bei etwa 2% aller Menschen; in über 90% aller blutenden Divertikel läßt sich histologisch Magenschleimhaut nachweisen. Die praeoperative Diagnose eines Meckel'schen Divertikels bereitet im allgemeinen große Schwierigkeiten. Da klinische und röntgendiagnostische Verfahren wenig Erfolg haben, hat die szintigraphische Diagnostik in den letzten Jahren große Bedeutung erlangt. Die nuklearmedizinische Nachweismöglichkeit Meckel'scher Divertikel beruht darauf, daß ^{99m}Tc-Pertechnetat nach i.v. Injektion in der Magenschleimhaut gespeichert und ins Magenlumen sezerniert wird. Dadurch wird es möglich, Meckel'sche Divertikel, die Magenschleimhaut enthalten, szintigraphisch nachzuweisen.

Indikationen:

1. Akute und subakute intestinale Blutung,
2. Chronische intestinale Blutung,
3. Chronische Abdominalschmerzen.

Vorbereitung des Kindes:

Die Untersuchung soll nur beim nüchternen Kind durchgeführt werden.

Durchführung der Untersuchung:

Die Kinder erhalten 0,07 mCi (2,6 MBq) ^{99m}Tc-Pertechnetat pro kg Körpergewicht i.v. Die Injektion erfolgt am liegenden Kind bei Einstellung der Gamma-Kamera über dem Abdomen. Mit Beginn der Injektion wird eine Sequenzszintigraphie mit Zeitinkrementen von 15 sec. und einer Gesamtdauer von 4 Min. gestartet. Anschließend erfolgen statische Aufnahmen in Abständen von etwa 15 Min. bis zu einer Gesamtuntersuchungsdauer von 60 Min. Die Aufnahmedauer der statischen Aufnahmen beträgt etwa 200 sec.

Aussagekraft der Untersuchung:

Die Abdominalszintigraphie mit ^{99m}Tc-Pertechnetat ist eine sichere Methode zum Nachweis von mit Magenschleimhaut ausgekleideten Meckel'schen Divertikeln. Falsch-negative Szintigramme bei akuten, durch Meckel'sche Divertikel bedingte Blutungen konnten im eigenen Krankengut nicht beobachtet werden. Häufiger sind jedoch falsch-positive Ergebnisse, die durch Bereiche mit gesteigerter Durchblutung, z.B. bei entzündlichen Darmerkrankungen, entstehen können. Trotz dieser möglichen Fehlinterpretationen ist die Szintigraphie wegen ihres geringen Zeitaufwandes, ihrer Einfachheit und ihrer geringen Strahlenbelastung bei akuten intestinalen Blutungen anderen Untersuchungsmethoden wie Endoskopie und Angiographie vorzuziehen.

Fallbeispiele:

1. Bei dem 11jährigen Jungen bestand nach einer intestinalen Blutung der Verdacht auf ein Meckel'sches Divertikel. Bei der Abdominalszintigraphie ergab sich jedoch ein unauffälliger Befund (Abb. 28).

2. Bei dem 4jährigen Jungen erfolgte die Einweisung in die chirurgische Klinik wegen einer massiven intestinalen Blutung. Bei der kurzfristig durchgeführten Abdominalszintigraphie fand sich im Mittelbauch eine unscharf begrenzte Zone mit deutlich verstärkter Aktivitätsanreicherung, bei der der hochgradige Verdacht auf ein Meckel'sches Divertikel bestand (Abb. 29). Die anschließende Operation bestätigte die Diagnose: Es fand sich ein mit Magenschleimhaut ausgekleidetes, blutendes Meckel'sches Divertikel.

Strahlenbelastung:

Nach Angaben von *Wolf* beträgt die Strahlenbelastung der Abdominalszintigraphie für ein 5jähriges Kind (mrd/mCi):

Radiopharmakon	Ovarien	Testes	Verdauungs-trakt
^{99m}Tc-Pertechnetat	5	7	250

1.5.7 Nuklearmedizinische Diagnostik der Nieren und der ableitenden Harnwege

1.5.7.1 Statische Nierenszintigraphie

Die statische Nierenszintigraphie, die in den Anfangsjahren der pädiatrischen Nuklearmedizin eine große Rolle spielte, ist heute weitgehend durch Ultraschall und Computer-Tomographie verdrängt worden. Sie basiert auf der Tatsache, daß radioaktive Verbindungen wie ^{197}Hg-Chlormerodrin oder mit ^{99m}Tc markierte Substanzen über die Nieren ausgeschieden werden, z. T. jedoch auch proximal tubulär gespeichert werden. Daraus ergibt sich die Möglichkeit, die Nieren mit Hilfe eines Szintigraphiegerätes darzustellen, wobei Parenchymdefekte wie Tumoren, Zysten oder traumatische Läsionen als Aktivitätsaussparungen zur Darstellung kommen.

Indikationen:

1. Allergie gegen Röntgen-Kontrastmittel,
2. Lage- und Formanomalie der Nieren (z.B. Dystopie, Verschmelzungsniere),
3. Verdacht auf Niereninfarkt,
4. Verdacht auf Nierentrauma.

Vorbereitung des Kindes:

Eine spezielle Vorbereitung ist nicht erforderlich.

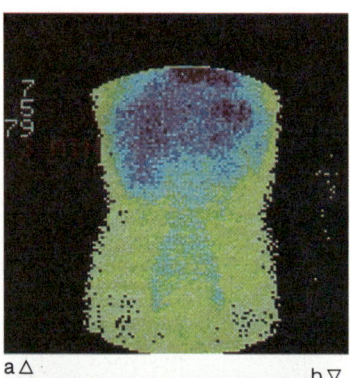

a △

Abb. 28:
Unauffällige Abdominalszintigraphie eines 11jährigen Jungen mit Verdacht auf Meckel'sches Divertikel, 3 min. (a), 15 min. (b) und 60 min. (c) nach i.v. Injektion von ^{99m}Tc-Pertechnetat.

b ▽

c ▽

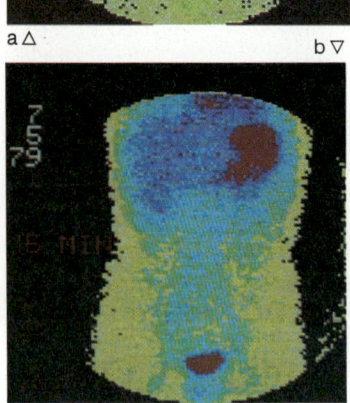

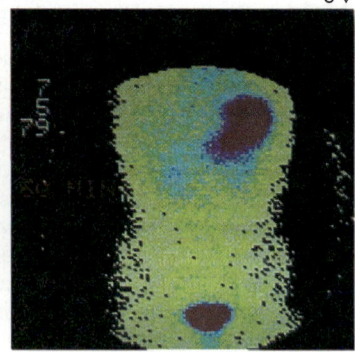

Abb. 29:
Abdominalszintigraphie eines 4jäh-
rigen Jungen mit massiver intesti-
naler Blutung. Unscharf begrenzte
Zone mit verstärkter Aktivitätsan-
reicherung im mittleren kaudalen
Abdomen. Diagnose: blutendes
Meckel'sches Divertikal

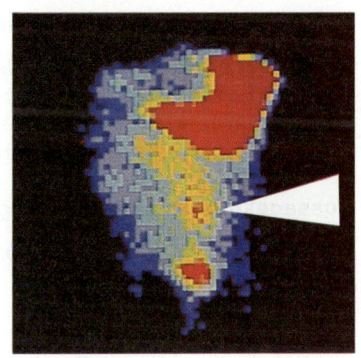

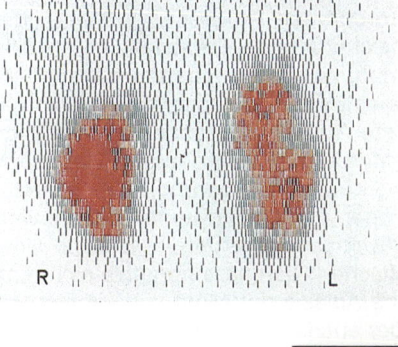

Abb. 30:
Statistisches Nierenszintigramm eines 8jährigen
Mädchens mit Verdacht auf
Nierentrauma nach Fahr-
rad-Unfall. Keilförmige Aktivitätsaussparung im mittle-
ren-lateralen Anteil der linken Niere.

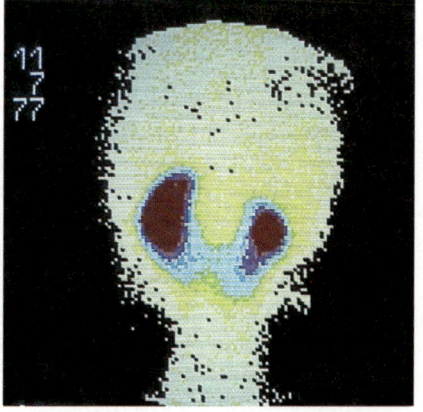

Abb. 31:
Statistisches Nierenszinti-
gramm eines 13jährigen
Knaben mit Hufeisenniere.

Durchführung der Untersuchung:

Die Kinder erhalten i.v. 0,07 mCi (2,6 MBq) pro kg Körpergewicht einer ^{99m}Tc-Verbindung, z.B. Tc-DTPA, Tc-Glucoheptonat. 60 bis 120 -Min. p.i. erfolgen die statischen Aufnahmen der Nieren mit einem Scanner oder einer Gamma-Kamera.

Aussagekraft der Untersuchung:

Die einfache statische Nierenszintigraphie ist geeignet zur Lokalisation von funktionstüchtigem Nierenparenchym bei der klinischen Frage nach Einzelnieren oder Nierendystopien. Bei Aktivitätsaussparungen im Nierenbereich muß sich die Diagnose auf die Lokalisation dieses Prozesses beschränken, da eine Artdiagnose mit Hilfe der Szintigraphie nicht möglich ist. Da nur funktionsfähiges Parenchym die radioaktive Substanz aufnehmen kann, erscheinen alle raumfordernden Prozesse als mehr oder weniger scharf begrenzte Speicherdefekte. Diese fokalen Ausfälle können durch Tumoren, Zysten, Abszesse, posttraumatische intrarenale Hämatome oder Metastasen in gleicher Weise hervorgerufen werden, wobei die untere Auflösungsgrenze der statischen Nierenszintigraphie für Raumforderungen bei etwa 2,5 cm liegt. Findet sich eine keilförmige Aktivitätsaussparung, muß in erster Linie an einen Niereninfarkt oder eine Nierenruptur gedacht werden. Bei einer fehlenden Aktivitätsanreicherung im Bereich einer Niere kann aufgrund der statischen Nierenszintigraphie nicht entschieden werden, ob hier eine Aplasie der Niere vorliegt oder ob die Niere durch tumoröse oder entzündliche Prozesse völlig funktionslos geworden ist.

Fallbeispiele:

1. Bei dem 8jährigen Mädchen bestand klinisch nach einem Fahrradunfall der Verdacht auf eine traumatische Veränderung im Bereich der linken Niere. Die mit ^{99m}Technetium-DTPA duchgeführte statische Nierenszintigraphie (Abb. 30) zeigte eine keilförmige Aktivitätsaussparung im mittleren Anteil der linken Niere. Die Operation bestätigte die nuklearmedizinische Diagnose einer Nierenruptur.

2. Bei dem 13jährigen Knaben bestand röntgenologisch der Verdacht auf eine Hufeisenniere. Das Nierenszintigramm zeigte eine Hufeisenniere mit einer Brücke aus funktionsfähigem Nierenparenchym (Abb. 31).

Strahlenbelastung:

Nach Angaben von *Kaul* und *Roedler* ergeben sich bei der Nierenszintigraphie für ein 5jähriges Kind folgende Werte (mrd/mCi):

Radiopharmakon	Ovarien	Testes	Nieren/Nierenrinde
^{99m}Tc-DTPA	68	120	100

1.5.7.2 Nierensequenzszintigraphie

Die Verwendung einer Gamma-Kamera zur Nierenszintigraphie ermöglicht es, ohne zusätzliche Strahlenbelastung des Kindes die statische Nierenszintigraphie mit der schnellen Sequenzszintigraphie zu koppeln. Dabei wird der zur Nierenszintigraphie verwendete Aktivitätsbolus nach intravenöser Injektion beim Durchtritt durch Herz und Lunge und Eintritt in die Aorta verfolgt und zur arteriellen Durchblutungsbestimmung der Niere benutzt. Für diese Methode werden heute ausschließlich ^{99m}Tc-Komplexe (Tc-DTPA, Tc-DMSA, Tc-Glucoheptonat) verwendet. Durch weitere Sequenzaufnahmen bis zu 2 h nach Injektion kann die Anreicherung des nierenaffinen Tc-Komplexes in den Nieren beobachtet und zur Beurteilung des funktionsfähigen Nierenparenchyms verwendet werden.

Indikationen:

1. Unklare Anurie,
2. Funktionsbeurteilung bei dystopen Nieren und Verschmelzungsnieren,
3. Einseitig stumme Niere,
4. Leichte und mittelschwere Nierentraumen,
5. Verlaufskontrolle nach Nierentransplantationen,
6. Verlaufskontrolle nach Nierentraumen.

Vorbereitung des Kindes:

Eine spezielle Vorbereitung ist nicht erforderlich.

Durchführung der Untersuchung:

Während das Kind über der Gamma-Kamera liegt, werden i. v. 0,14 mCi (5,3 MBq) pro kg Körpergewicht eines ^{99m}Tc-Komplexes (Tc-

DTPA, Tc-DMSA, Tc-Glucoheptonat) injiziert. Mit Beginn der Injektion werden Gamma-Kamera und angeschlossenes Datenverarbeitungssystem gestartet, die Sequenzaufnahmen beider Nieren mit Einzelbildern von jeweils 1—3 sec. bis 1 Min. p. i. aufnehmen. Anschließend werden statische Aufnahmen beider Nieren mit einem zeitlichen Abstand von jeweils 15—30 Min. und einer Gesamtdauer bis zu 2 h p. .i. angefertigt.

Aussagekraft der Untersuchung:

Während die einfache statische Nierenszintigraphie zum Nachweis morphologischer Nierenveränderungen heute weitgehend durch die Ultraschalldiagnostik und Computer-Tomographie ersetzt wurde, stellt die dynamische Nierensequenzszintigraphie zur qualitativen und quantitativen Beurteilung der Nierendurchblutung und Nierenfunktion ein Verfahren dar, das aufgrund der Kombination von bildhafter Darstellung und relativer Quantifizierung verschiedener Funktionsparameter durch keine andere Untersuchung ersetzt werden kann. Mit der dynamischen Nierenszintigraphie kann bei Kindern, insbesondere in Notfallsituationen

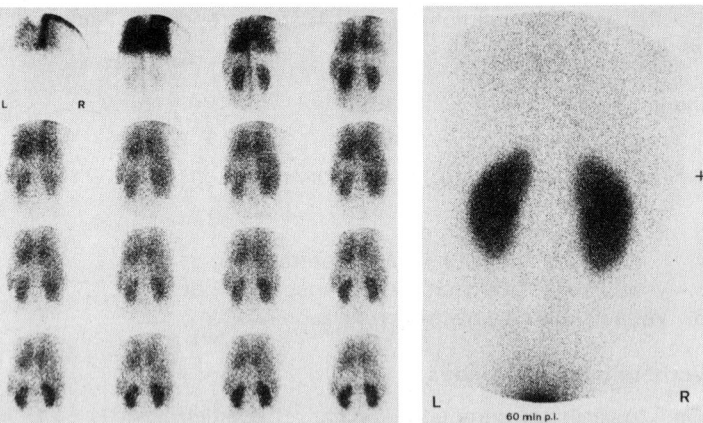

a △   b △

Abb. 32: Nierensequenzszintigraphie eines 11jährigen Mädchens mit Verdacht auf narbige Veränderungen im Bereich beider Nieren. Perfusionsuntersuchung (a) und Nierenszintigramm 60 min. p.i. (b) ergaben einen unauffälligen Befund.

(z. B. nach Nierentraumen), zwischen praerenalem, renalem und postrenalem Nierenschaden unterschieden werden. Da hiermit neben der Untersuchung der Nierenfunktion auch die vaskuläre Phase erfaßt wird, ist dieses Verfahren gegenüber der seitengetrennten Nierenclearance bei unklarer Anurie aussagekräftiger. Dies gilt auch für Verlaufsuntersuchungen nach Nierentransplantationen und Nierentraumen.

Fallbeispiele:

1. Die bei dem 11jährigen Mädchen wegen rezidivierender pyelonephritischer Schübe durchgeführte röntgenologische Nierenuntersuchung ergab den Verdacht auf narbige Veränderungen beider Nieren. Die Nierensequenzszintigraphie konnte diesen Verdacht jedoch nicht bestätigen; sowohl bei der Perfusionsuntersuchung als auch bei der Sequenzszintigraphie fand sich ein unauffälliger Befund (Abb. 32).

2. Bei dem 14jährigen Jungen trat nach einer Nierentransplantation eine in ihrer Intensität wechselnde Hypertonie auf. Mit dem Verdacht auf eine Nierenarterienstenose wurde der Patient zur Nierensequenzszintigraphie überwiesen. Dabei zeigte sich jedoch in der frühen Durchblutungsphase eine regelrechte Durchblutung der Transplantatniere, die in den späten Sequenzen ein unauffälliges Nierenparenchym erkennen ließ (Abb. 33).

3. Bei dem 14jährigen Jungen mit Zustand nach Fußballunfall, dessen Isotopennephrogramm in Abb. 39 zu erkennen ist, zeigte die am Unfalltag angefertigte Nierensequenzszintigraphie eine deutliche Minderperfusion der rechten Niere, wahrscheinlich bedingt durch ein ausgeprägtes perirenales Hämatom und renales Ödem (Abb. 34a). Auf der statischen Aufnahme 2 Min. p. i. kam die rechte Niere nur angedeutet zur Darstellung (Abb. 34b). Die nach 7tägiger konservativer Therapie durchgeführte Kontrolluntersuchung ergab eine weitgehende Normalisierung der Perfusion im Bereich der rechten Niere (Abb. 34c) sowie des rechtsseitigen Nierenszintigramms (Abb. 34d).

4. Das 6 Jahre alte Mädchen erlitt einen Schlittenunfall, bei dem es zu einer Milzruptur kam. Während des stationären Aufenthaltes nach operativer Entfernung der Milz trat eine Hämaturie auf. Die daraufhin durchgeführte Nierensequenzszintigraphie

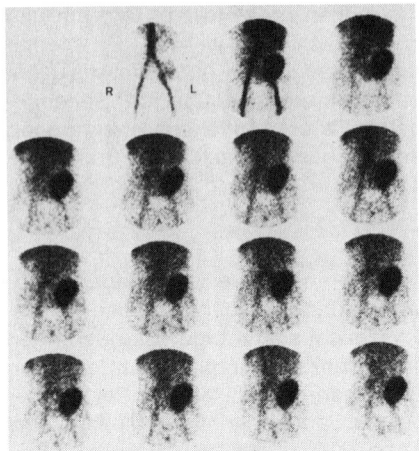

a △

Abb. 33:
Nierensequenzszintigraphie
eines 14jährigen Jungen mit
Nierentransplantation links.
Regelrechte Perfusion (a)
und Darstellung der Transplantatniere 2 min. (b) und
2,5 Stunden p.i. (c).

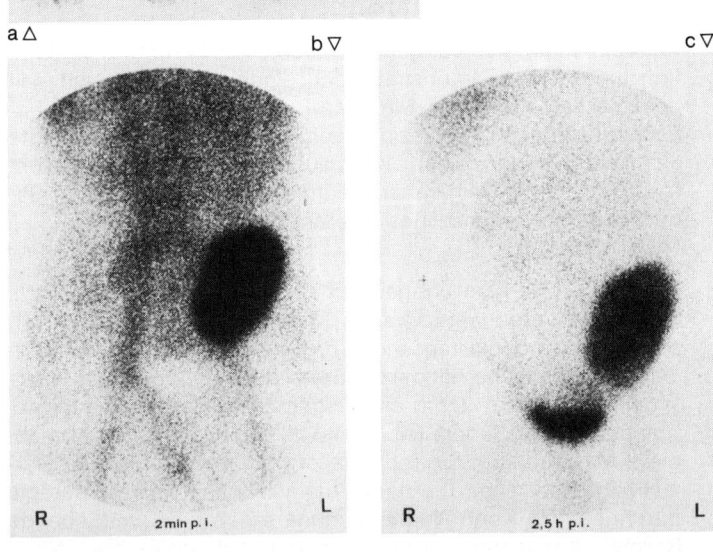

b ▽

c ▽

R   L
        2 min p. i.

R   L
        2,5 h p.i.

ergab eine fehlende Perfusion im cranialen und mittleren Anteil der linken Niere (Abb. 35a + b). Die mit Hilfe des nuklearmedizinischen Datenverarbeitungssystems ermittelten Durch-
blutungskurven (Abb. 35c) zeigten eine gegenüber rechts insgesamt deutlich verminderte Perfusion der linken Niere. Auf

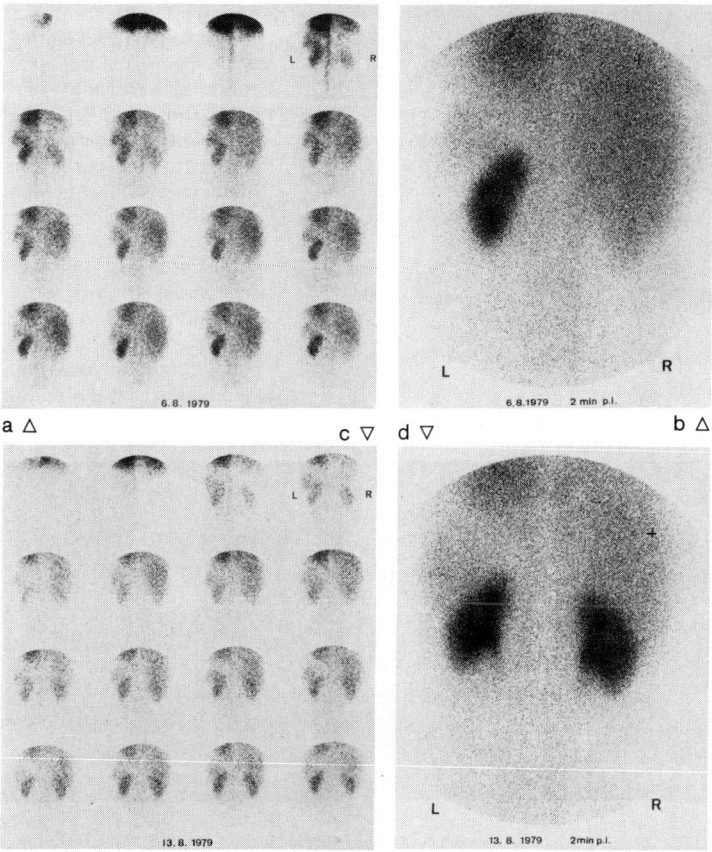

a △   c ▽   d ▽   b △

Abb. 34: Nierensequenzszintigraphie eines 14jährigen Jungen mit Trauma nach Fußballunfall. Deutliche Minderperfusion der rechten Niere (a). Auf der statischen Aufnahme 2 min. p.i., nur angedeutete Darstellung der rechten Niere (b). Nach 7tägiger konservativer Therapie weitgehende Normalisierung der Perfusion im Bereich der rechten Niere (c) und des rechtsseitigen Nierenszintigramms (d).

den Sequenzaufnahmen 1 und 80 Min. p.i. (Abb. 35 d + e) erkennt man einen vollständigen Parenchymdefekt im cranialen und einen weitgehenden Defekt im mittleren Anteil der linken Niere.

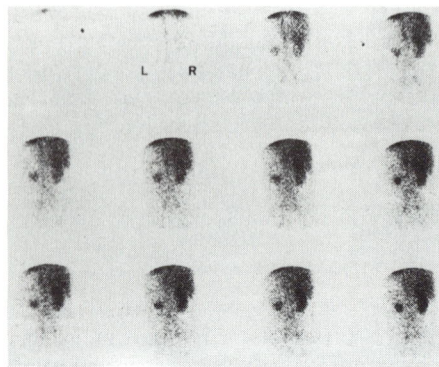

a △

Abb. 35:
Nierensequenzszintigraphie eines 6jährigen Mädchens mit Zustand nach Schlittenunfall. Fehlende Perfusion im cranialen und mittleren Anteil der linken Niere (a bis c). Auf den statischen Aufnahmen 1 min. p.i. (d) und 80 min. p.i. (e) ausgedehnter Parenchymdefekt im cranialen und mittleren Anteil der linken Niere, am ehesten durch Intimaeinrollung im Bereich der cranialen Nierenarterie bedingt.

b ▽

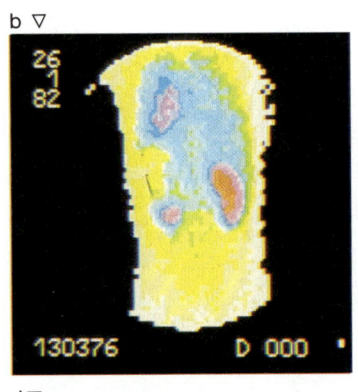

c ▽

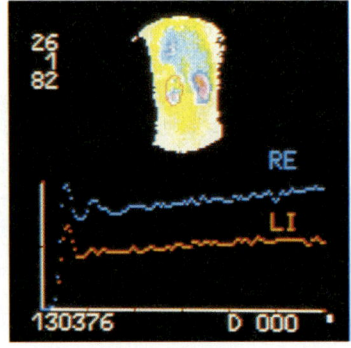

d ▽

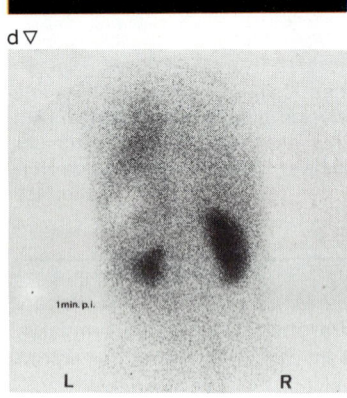

e ▽

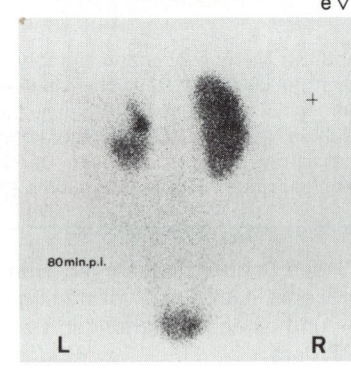

Die nuklearmedizinische Diagnose: ausgedehnter Parenchymdefekt im Bereich der linken Niere bei Zustand nach Nierentrauma, am ehesten bedingt durch Intimaeinrollung im Bereich der cranialen Nierenarterie konnte durch röntgenologische Untersuchungen sowie den weiteren klinischen Verlauf bestätigt werden.

Strahlenbelastung, wie bei statischer Nierenszintigraphie.

1.5.7.3 Seitengetrennte Nierenclearance

Die Anwendung von ^{131}Jod-Hippuran zur Beurteilung der tubulosekretorischen Funktion und des Harnabflusses beider Nieren war eine der ersten in der Pädiatrie verwendeten nuklearmedizini-

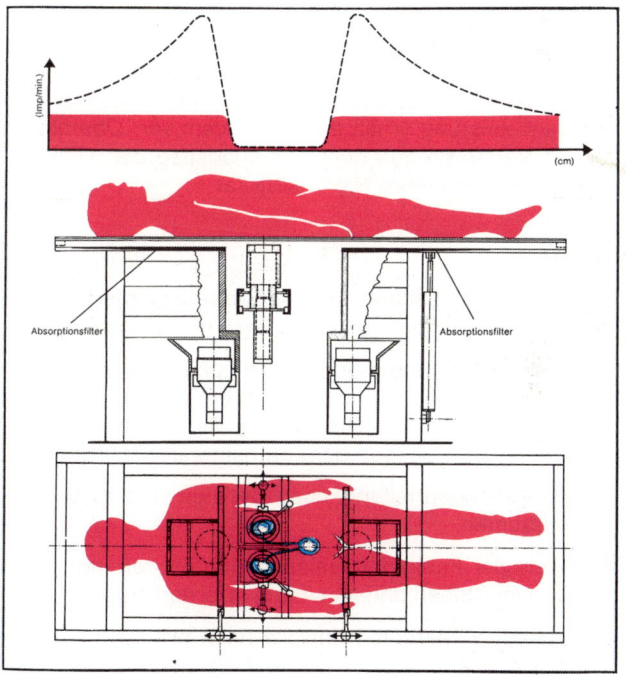

Abb. 36: Schematische Darstellung eines teilabgeschirmten Ganzkörperzählers nach Oberhausen zur Bestimmung der seitengetrennten Nierenclearance. Oben seitliche Darstellung, unten Aufsicht.

schen Untersuchungen. Diese Methode, bei der in ihrer einfachsten Form nach i.v. Injektion von ^{131}Jod-Hippuran mit Hilfe von zwei über den Nieren positionierten Detektoren die Zeitaktivitätskurven über beide Nieren bestimmt wurden (Isotopennephrogramm), ist heute verlassen worden, da die damit möglichen Ergebnisse nur selten genügend präzise klinische Aussagen erlaubten. Große klinische Bedeutung hat jedoch ein von *Oberhausen* modifiziertes Isotopennephrogramm zur seitengetrennten Clearance-Bestimmung der Nieren mit Hilfe eines teilabgeschirmten Ganzkörperzählers erlangt. Hierbei erfaßt je ein Detektor die Radioaktivität des Ganzkörpers kranial der Nieren und kaudal der Blase. Zwei weitere Detektoren werden zur Aufzeichnung des Isotopennephrogramms beider Nieren verwendet (Abb. 36). Die Clearance-Leistung wird aus dem Verhältnis von Radioaktivität im Blutplasma etwa 15 Min. p.i. zum Abfall der aus den Ganzkörper-Detektoren ermittelten Ganzkörperkurve unter Berücksichtigung der Meßgeometrie berechnet. Üblicherweise wird der errechnete Wert normiert in ml/Min. x 1,73 m^2 Körperoberfläche angegeben. Die prozentualen Anteile von rechter und linker Niere an der Gesamtclearanceleistung erhält man nach dem von *Oberhausen* angegebenen Verfahren aus dem Kurvenanstieg der simultan registrierten seitengetrennten Nierenaktivität.

Indikationen:

1. Verdacht auf einseitige oder doppelseitige Nierenerkrankungen bei normalen oder grenzwertigen Kreatininwerten,

2. Als präoperative Untersuchung vor plastisch-rekonstruktiven Operationen und Eingriffen am Nierenparenchym (z.B. bei Raumforderungen) zur Beurteilung der Restfunktion und zur Beurteilung der Funktion der kontralateralen Niere,

3. Zur Funktionsbeurteilung nach leichten und mittelschweren Nierentraumen,

4. Nachweis der Funktionsbeeinflussung bei ren mobilis (Untersuchung im Stehen und im Liegen erforderlich),

5. Verlaufs- und Therapie-Kontrolle nach plastisch rekonstruktiven Operationen,

6. Verlaufskontrolle nach Nierentransplantationen,

7. Verlaufskontrolle nach Nierentraumen.

Vorbereitung des Kindes:

Röntgenologische Untersuchungen mit nierengängigen Kontrastmitteln sollten 24 h vor Beginn der nuklearmedizinischen Untersuchung nicht durchgeführt werden. Das Kind muß ½ Stunde vor der Untersuchung zur Erzeugung einer guten Diurese etwa ½ Liter Flüssigkeit trinken. Zur Vermeidung einer Aufnahme von abgespaltenem Jodid in die Schilddrüse ist eine Blockade der Schilddrüse z.B. mit Perchlorat erforderlich.

Durchführung der Untersuchung:

Die Untersuchung von Kindern an dem von *Oberhausen* angegebenen teilabgeschirmten Ganzkörperzähler ist wegen der vorgegebenen Meßgeometrie erst ab einem Alter von etwa 10 Jahren möglich. Bei jüngeren Kindern muß die Bestimmung der seitengetrennten Nierenclearance daher an einer Gamma-Kamera mit angeschlossenem Datenverarbeitungssystem und möglichst einer zusätzlichen Ganzkörpersonde erfolgen.

Nachdem die Kinder auf dem Ganzkörperzähler bzw. der Gamma-Kamera positioniert wurden, werden 0,002 mCi (0,08 MBq) ^{131}Jod oder 0,015 mCi (0,53 MBq) ^{123}Jod-Hippuran pro kg Körpergewicht intravenös injiziert. Nach der Injektion erfolgt eine konti-

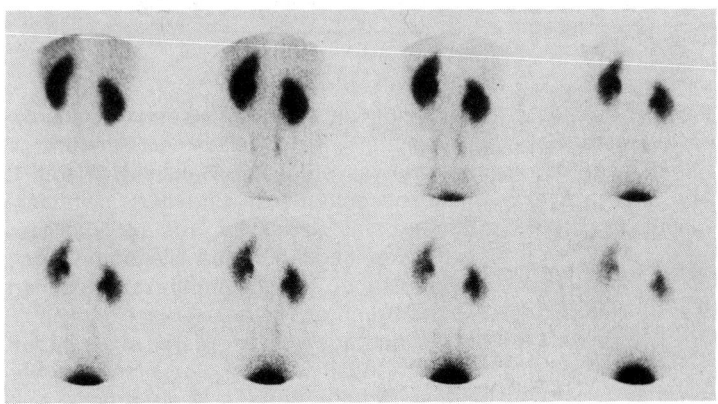

Abb. 37: Sequenszszintigraphie beider Nieren nach i.v. Injektion von ^{123}Jod-Hippuran, Aufnahmedauer pro Einzelbild 120 sec.

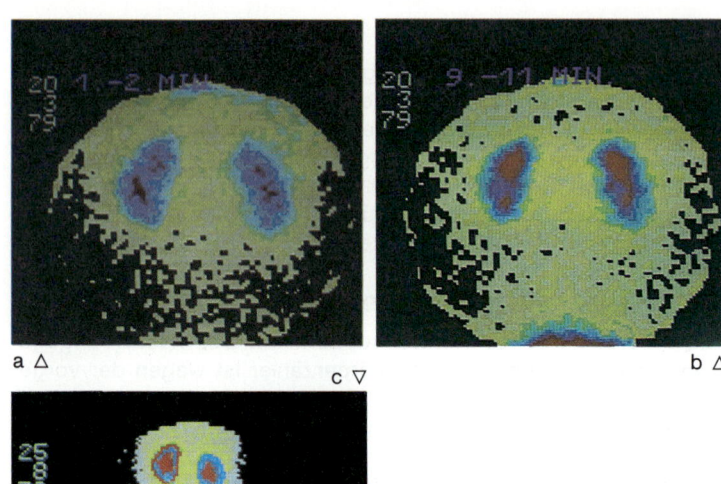

a △   c ▽   b △

Abb. 38:
Vom Datenverarbeitungssystem zusammengefaßte Isotopen-Nephrogramm-Einzelsequenzen, 1. bis 2. min. (a), 9. bis 11. min. (b) und daraus errechnete Nephrogramm-Kurven beider Nieren (c).

nuierliche Registrierung der Impulsraten aller Detektoren in einem Kleinrechner bzw. die Registrierung von einzelnen Sequenzaufnahmen im Datenverarbeitungssystem der Gamma-Kamera. 15 Min. p.i. wird eine Blutprobe entnommen und das gewonnene Plasma in einem Bohrloch-Kristall gemessen. Aus der Aktivitätsbestimmung im Plasma sowie den über den Nieren und dem Ganzkörper ermittelten Impulsraten erfolgt mit Hilfe des Rechners die Bestimmung der seitengetrennten Nierenclearance. In Abb. 37 erkennt man die Sequenzszintigraphie beider Nieren eines nierengesunden Patienten nach i.v. Injektion von ^{123}Jod-Hippuran, woraus das Datenverarbeitungssystem einzelne Sequenzen zusammenfassen (Abb. 38a + b) und die Isotopennephrogrammkurven beider Nieren ermitteln kann (Abb. 38c).

Abb. 39: Seitengetrennte Nierenclearance eines 14jährigen Jungen mit Nierentrauma nach Fußballunfall. Im Isotopennephrogramm am Unfalltag (a) ausgeprägte Abflußstörung im Bereich der rechten Niere (rote Farbe), Hinweise auf eine geringgradige funktionelle Abflußstörung links (schwarze Farbe). Nach 7tägiger konservativer Therapie weitgehend unauffälliger Befund (b).

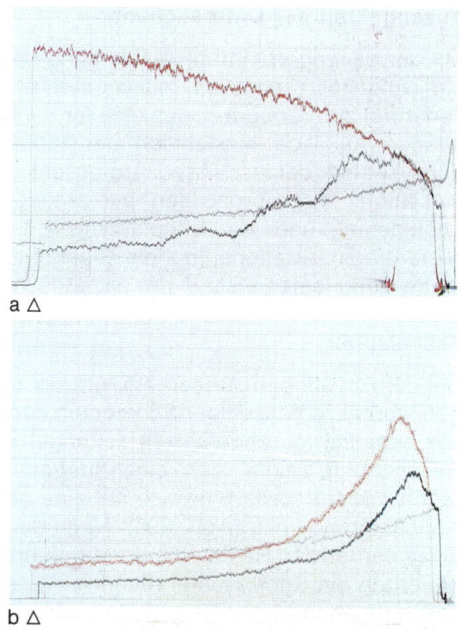

a △

b △

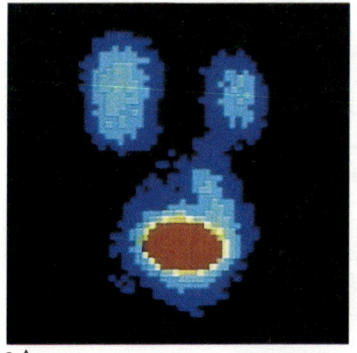

a △

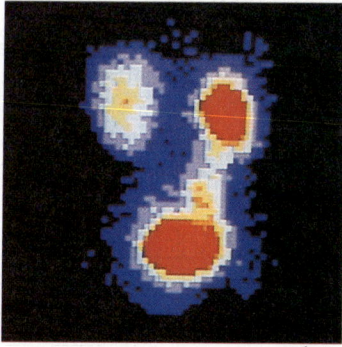

b △

Abb. 40: Prinzip des katheterlosen Isotopen-Reflux. Nach i.v. Injektion der radioaktiven Substanz hohe Aktivität in der Blase, während beide Nieren nur noch eine geringe Aktivitätsanreicherung aufweisen (a). Nach Blasendruckerhöhung findet sich beim Vorliegen eines Reflux links eine deutlich vermehrte Aktivitätsanreicherung im Bereich des linken Nierenbeckens bei unveränderter Anreicherung im Bereich der gesunden rechten Niere (b).

75

Aussagekraft der Untersuchung:

Mit der seitengetrennten Bestimmung der Nierenclearance steht ein einfaches, schnelles, nuklearmedizinisches Untersuchungsverfahren zur Verfügung, das eine für die klinische Routine ausreichende Aussage hinsichtlich der tubulo-sekretorischen Funktionsleistung beider Nieren ermöglicht. Insbesondere bei allen einseitigen Nierenprozessen, zur präoperativen Nierenfunktionsbestimmung und zu Verlaufskontrollen nach Operationen und Nierentransplantationen hat die seitengetrennte Clearancebestimmung einen festen Platz in der pädiatrischen Diagnostik erhalten.

Fallbeispiel:

Bei dem 14jährigen Jungen erfolgte die stationäre Aufnahme wegen starker rechtsseitiger Schmerzen nach einem Fußballunfall. In der daraufhin durchgeführten seitengetrennten Nierenclearance-Bestimmung zeigte sich eine ausgeprägte Abflußstörung der rechten Niere sowie Hinweise auf eine geringgradige funktionelle Abflußstörung links (Abb. 39a). Nach der aufgrund der Diagnose eines perirenalen Hämatoms durchgeführten konservativen Therapie ergab die Kontrolluntersuchung 7 Tage nach dem Trauma einen weitgehend unauffälligen Befund beider Nieren (Abb. 39b).

Strahlenbelastung:

Die Strahlenbelastung durch die seitengetrennte Nierenclearance erreicht nach Angaben von *Kaul* und *Roedler* sowie *Baker* und Mitarbeitern für ein 5jähriges Kind folgende Werte (mrd/mCi):

Radiopharmakon	Ovarien	Testes	Nieren
^{131}Jod-Hippuran	770	770	3.100
^{123}Jod-Hippuran	35	23	30

1.5.7.4 Refluxdiagnostik

Ausgehend von der Suche nach Möglichkeiten, die Strahlenbelastung in der urologischen Diagnostik zu reduzieren, wurden nuklearmedizinische Untersuchungsverfahren zum Nachweis des vesiko-renalen Reflux entwickelt. Hierbei müssen direkte und indirekte Verfahren unterschieden werden.

Beim **direkten** Verfahren wird ein Radiopharmakon — heute meist eine ^{99m}Tc-Verbindung — in die Blase instilliert und während Instillation und Miktion der Impulsanstieg über den Nieren beim Vorliegen eines Reflux gemessen.

Beim **indirekten** katheterlosen Verfahren werden radioaktive Substanzen verwendet, die nach intravenöser Injektion über die Nieren in die Blase ausgeschieden werden. Mit über den Nieren angebrachten Detektoren oder einer Gamma-Kamera läßt sich — wie bei dem direkten Verfahren — beim Vorliegen eines vesiko-renalen Reflux ein Impulsanstieg über den Nierenbecken nachweisen. Das geeignetste Radiopharmakon für das indirekte Verfahren ist ^{123}Jod-Hippuran. Nach i.v. Injektion des Isotops wird gewartet, bis dieses weitgehend über beide Nieren in die Blase ausgeschieden ist (Abb. 40a).

Während und nach Erhöhung des Blasendrucks werden kontinuierliche Aufnahmen der Nieren und der Blase mit Hilfe einer Gamma-Kamera durchgeführt. Steigt kurz nach Blasendruckerhöhung (Husten, Pressen, Miktion) die Aktivität über dem Nierenbecken an (Abb. 40b), bedeutet dies, daß die Aktivität aus der Blase in die Niere zurückgeflossen ist — es muß ein vesiko-renaler Reflux vorliegen.

Indikationen:

1. Negativer Befund beim röntgenologischen Miktionszysto-Ureterogramm trotz des klinischen Verdachts auf das Vorliegen eines Reflux.

2. Verlaufskontrollen während konservativer Therapie oder nach operativen Eingriffen.

Vorbereitung des Kindes:

Vor Beginn der Untersuchung muß beim indirekten Verfahren für eine ausreichende Hydrierung des Kindes gesorgt werden. Hierzu ist in der Regel ½ Liter Tee ½ Stunde vor Beginn der Untersuchung ausreichend.

Durchführung der Untersuchung:

1. Direktes Verfahren

Durch einen dünnen Kunststoffkatheter werden 0,014 mCi (0,53 MBq) ^{99m}Tc-Humanserumalbumin oder Schwefelkolloid pro kg Körpergewicht in 100 bis 250 ml steriler körperwarmer physiologischer Kochsalzlösung in die Blase instilliert. Während des Einlaufens der Flüssigkeit, unter „high pressure"-Bedingungen und während Miktion werden mit Hilfe einer Gamma-Kamera mit angeschlossenem Datenverarbeitungssystem Sequenzszintigraphien beider Nieren und der Blase angefertigt. Die Sequenzen werden mit Einzelbildern von 2—4 sec. Dauer über eine Gesamtdauer von 10—30 Min. aufgenommen. Mit dem Datenverarbeitungssystem werden anschließend Zeitaktivitätskurven über der Blase, beiden Ureteren und Nierenbecken errechnet. Zusätzlich kann bei diesem Verfahren die zeitliche Beziehung zwischen dem bestehenden intravesikalen Druck und dem Auftreten eines Reflux durch zur Druckmessung in die Blase und das Rektum eingelegte Katheter überprüft werden.

2. Indirektes Verfahren

Nach i. v. Injektion von etwa 0,02 mCi (0,75 MBq) [123] Jod-Hippuran pro kg Körpergewicht wird an der Gamma-Kamera mit angeschlossenem Datenverarbeitungssystem ein Nierensequenzszintigramm mit Bestimmung der seitengetrennten Nierenclearance durchgeführt (Abb. 41).

Die Refluxprüfung wird ohne zwischenzeitliche Blasenentleerung angeschlossen, wenn die Kinder nach erneuter reichlicher Flüssigkeitszufuhr Harndrang angeben. Während Blasendruckerhöhung (Husten, Pressen, Druck auf die Blase) und während Miktion werden am liegenden, bzw. sitzenden Kind mit einer Gamma-Kamera Sequenzszintigraphien beider Nieren und der Blase angefertigt. Die Sequenzen werden mit Einzelbildern von jeweils 15 sec. über eine Gesamtdauer von 5 Min. aufgenommen. Zur Kontrolle der statistischen Impulsschwankungen müssen die Kinder jeweils 1 Min. vor und nach den 3 Min. andauernden Blasendruckerhöhungsversuchen sowie 1 Min. vor der Miktion ruhig über der Kamera liegen oder vor ihr sitzen. Bestimmend für den Nachweis eines vesiko-renalen Reflux ist dabei ein Anstieg der Aktivität über dem Nierenbecken während oder nach Blasendruckerhöhung oder Miktion. Hierzu sind in der Regel die auf Röntgenfilmen oder

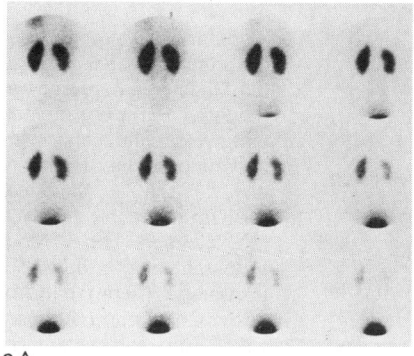

Abb. 41:
Nierensequenzszintigraphie nach i.v. Injektion von ^{123}Jod-Hippuran (a) und vom Computer errechnete seitengetrennte Nierenclearance (b).

a △

b ▽

```
ZEITPUNKT DER BLUTENTNAHME IN MIN :        16
SERUMIMPULSRATE IN CPM             :     48666
BOHRLOCHFAKTOR                     :     44439
CLEARANCE IN ML/MIN                :      1039
LINKER SEITENANTEIL IN %           :        44
RECHTER SEITENANTEIL IN %          :        56
PAH - CLEARANCE IN ML/MIN*1.73     :      1200
ALTERSNORMWERT IN ML PRO MIN       :       550
ABWEICHUNG DER PAH - CLEAR. IN %   :       118
```

im Datenverarbeitungssystem registrierten Sequenzaufnahmen ausreichend. Nur in wenigen Ausnahmefällen kann die Diagnose nur aus den immer zusätzlich mit Hilfe des Datenverarbeitungssystems angefertigten Zeitaktivitätskurven erstellt werden.

Aussagekraft der Untersuchung:

Die nuklearmedizinische Refluxprüfung dürfte ein empfindlicheres Nachweisverfahren als das röntgenologische Miktionszysto-Ureterogramm sein, da sie eine fortlaufende Beobachtung des Aktivitätsverlaufs über Niere, Harnleiter und Harnblase ermöglicht und dadurch auch geringgradige, röntgenologisch nicht nachweisbare Refluxe erfassen kann. Außerdem bleiben bei der indirekten Isotopenrefluxprüfung die physiologischen Verhältnisse im Bereich von Harnblase und Ureter erhalten, da im Gegensatz zu dem röntgenologischen Kontrastmittel die Viskosität des Urins

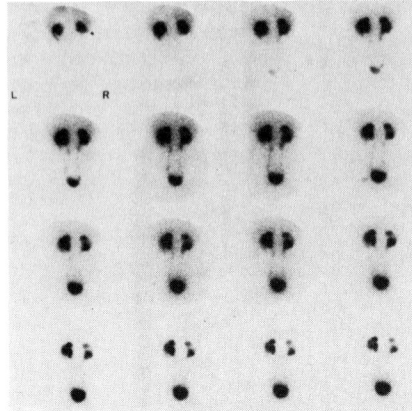

a △

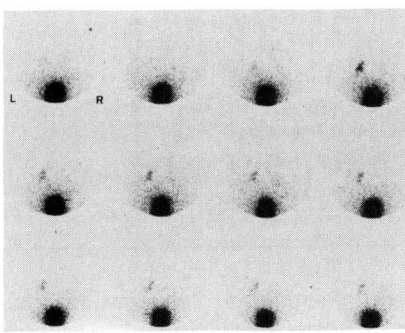

b △

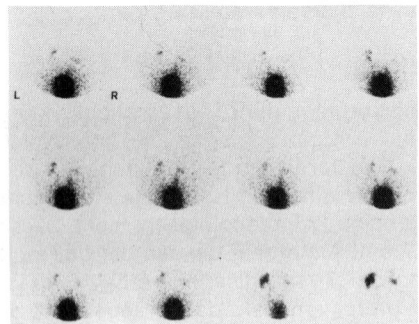

c △

Abb. 42:
Katheterlose Isotopen-Refluxprüfung eines 8 Jahre alten Mädchens mit rezidivierenden Harnwegsinfekten und pyelonephritischen Veränderungen im Röntgenbild. Die Nierensequenzszintigraphie (a) nach i.v. Injektion von ^{123}Jod-Hippuran zeigt regelrecht lokalisierte Nieren mit Abstrombehinderung aus dem linken Hohlraumsystem sowie fleckförmiger Abflußstörung aus dem Hohlraumsystem rechts. Während Blasendruckerhöhung (b) ausgeprägter vesico-renaler Reflux links, fraglich geringgradiger Reflux rechts. Während Miktion (c) deutlicher vesico-renaler Reflux bds.

durch die radioaktive Substanz nicht verändert und durch Verzicht auf einen Katheter die Blasenmotorik nicht beeinflußt wird.

Fallbeispiele:

1. Bei dem 8jährigen Mädchen traten seit dem 2. Lebensjahr rezidivierende Harnwegsinfekte auf. Im i.v. Urogramm zeigten sich pyelonephritische Veränderungen bds. Daraufhin wurde eine katheterlose Isotopen-Refluxprüfung durchgeführt, die während Blasendruckerhöhung einen Reflux links sowie einen fraglichen geringgradigen Reflux rechts ergab. Während Miktion fand sich ein deutlicher vesico-renaler Reflux bds. (Abb. 42).

2. Das i.v. Urogramm des 6 Jahre alten Knaben, das wegen häufiger Harnwegsinfekte durchgeführt wurde, zeigte eine dysplastische, pyelonephritische Schrumpfniere rechts. Bei der daraufhin durchgeführten katheterlosen Isotopen-Refluxprüfung fand sich in der Sequenzszintigraphie eine normal große linke Niere sowie eine verkleinerte und unregelmäßig begrenzte rechte Niere. Während Miktion war ein ausgeprägter Reflux rechts nachweisbar, während linksseitig ein sicherer Reflux nicht zu erkennen war (Abb. 43).

3. Bei dem 14jährigen Mädchen bestand aufgrund rezidivierender Harnwegsinfekte der Verdacht auf einen vesikorenalen Reflux. Bei der indirekten Isotopenrefluxprüfung fand sich während Blasendruckerhöhung der Verdacht auf einen vesikorenalen Reflux rechts. Während Miktion (Abb. 44) konnte die Diagnose eines Refluxes eindeutig gestellt werden.

Strahlenbelastung:

Direktes Verfahren:

Nach Angaben von *Göbel* und *Strötges* beträgt bei Verwendung von ^{99m}Tc Humanserum-Albumin die Strahlenbelastung (mrd/mCi):

Radiopharmakon	Ovarien	Testes
^{99m}Tc-Humanserumalbumin	25	10

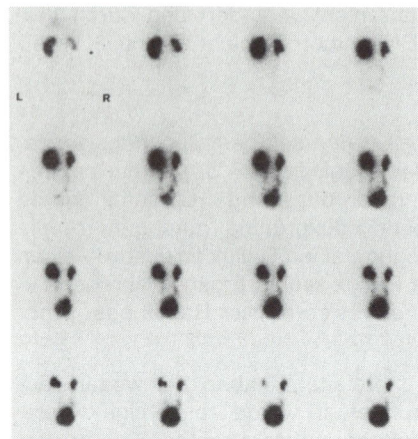

a △

Abb. 43:
Katheterlose Isotopen-Refluxprüfung eines 6 Jahre alten Knaben mit pyelonephritischer Schrumpfniere rechts, nach i.v. Injektion von ¹²³Jod-Hippuran. In der Sequenzszintigraphie (a) verzögerte Durchblutungs- und Sekretionsphase und verzögerter Abfluß rechts. Regelrechte Darstellung und Funktion der linken Niere. Während Miktion (b) deutlicher vesico-renaler Reflux rechts, kein Nachweis eines Reflux links.

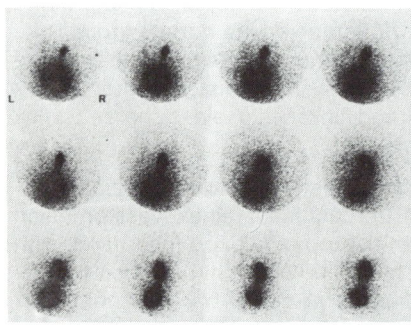

b △

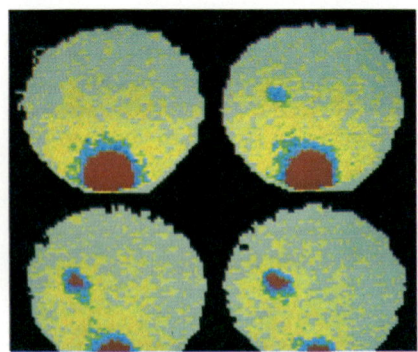

Abb. 44:
Im Datenverarbeitungssystem gespeicherte Sequenzaufnahmen während Miktion. Mit Beginn der Miktion Abnahme der Blasenaktivität und Aktivitätszunahme im Bereich des rechten Ureters und des rechten Nierenbeckens. Unauffälliger Befund links.

Indirektes Verfahren:

Hier beträgt die Strahlenbelastung bei Verwendung von [123] Jod-Hippuran nach Angaben von *Baker* und Mitarbeitern (mrd/mCi):

Radiopharmakon	Ovarien	Testes	Nieren
[123]Jod-Hippuran	35	23	30

1.5.8 Knochenszintigraphie

Das früher zur Knochenszintigraphie verwendete Isotop [85]Strontium konnte aufgrund seiner langen Halbwertzeit von 64 Tagen und der damit verbundenen hohen Strahlenbelastung·bei Kindern nur sehr begrenzte Anwendung finden. Lediglich die Metastasensuche bei gesicherten malignen Tumoren stellte eine Indikation zum Einsatz dieses Radiopharmakons dar. Auch die Verwendung von [18]Fluor war wegen der sehr kurzen Halbwertzeit von 1,9 Stunden nur auf einzelne Zentren beschränkt. Erst die Einführung von mit [99m]Technetium markierten Phosphatkomplexen ermöglichte eine breitere Anwendung der Knochenszintigraphie auch im Kindesalter. Nach dem von *Subramanian* 1971 erstmals beschriebenen Polyphosphat wurden in rascher Folge weitere mit ^{99m}Tc markierte Phosphatkomplexe zur Knochenszintigraphie entwickelt. Eine toxische Wirkung dieser Substanzen, eine Auswirkung auf den Kalzium- und Phosphatspiegel oder die alkalische Phosphatase wurden nicht festgestellt. Auch das Knochenwachstum und der Knochenstoffwechsel werden durch diese Komplexe nicht beeinflußt. Als die bisher aufgrund ihrer biokinetischen Daten optimale Substanz hat sich das ebenfalls von *Subramanian* angegebene ^{99m}Tc-Methylen-Diphosphonat (MDP) erwiesen.

Indikationen:

1. Osteomyelitis,
2. Maligne und benigne Knochentumoren,
3. Metastasensuche bei extraossären Malignomen,
4. Traumatische Skelettläsionen (z. B. Kindesmißhandlung),
5. Aseptische Knochennekrosen,
6. Entzündliche Gelenkerkrankungen,
7. Verlaufskontrolle von entzündlichen und malignen Knochenerkrankungen.

Vorbereitung und Nachsorge des Kindes:

Eine spezielle Vorbereitung ist nicht erforderlich. Da etwa 40% der applizierten Aktivität innerhalb der ersten vier Stunden nach der Injektion über die Nieren ausgeschieden werden, ist es sinnvoll, eine verstärkte Hydrierung durchzuführen und die Kinder zur häufigen Blasenentleerung aufzufordern. Damit wird eine unnötige Strahlenbelastung von Harnblase und Gonaden vermieden.

Durchführung der Untersuchung:

Die Kinder erhalten 0,14 mCi (5,3 MBq) pro kg Körpergewicht ^{99m}Tc-Methylen-Diphosphonat (MDP) i. v. 2−3 Stunden nach Injektion des Radiopharmakons wird eine Ganzkörperszintigraphie des Kindes von ventral und dorsal durchgeführt. Anschließend können auffällige Befunde gezielt mit Einzelaufnahmen an der Gamma-Kamera dargestellt werden.

Bei besonderen Fragestellungen, insbesondere beim Versuch der Differentialdiagnose zwischen entzündlichen und tumorösen Prozessen kann unmittelbar nach Injektion des Tc-Phosphatkomplexes eine schnelle Sequenzszintigraphie an der Gamma-Kamera durchgeführt werden. Hierzu werden mit Beginn der Injektion Einzelaufnahmen von jeweils 2 sec. bis zu 60 sec. p. i. und anschließend Einzelaufnahmen mit jeweils 2 Min. Aufnahmezeit bis zu 30 Min. p. i. durchgeführt.

Aussagekraft der Untersuchung:

Die Aufnahme der knochenaffinen Phosphatverbindungen ist abhängig vom Knochenstoffwechsel. Aus diesem Grund findet sich auch unter physiologischen Bedingungen im Skelett von Kindern immer eine intensivere Aktivitätsanreicherung als im Skelett der Erwachsenen, wobei die Maxima der Aktivitätsaufnahme bei Kindern in den Wachstumszonen nachzuweisen sind (Abb. 9).

Da nahezu alle Knochenaffektionen, wie entzündliche Prozesse, primäre Knochentumoren, Knochenmetastasen und traumatische Knochenveränderungen, zu einer lokalen Steigerung des Knochenstoffwechsels führen, ergeben sie im Szintigramm einen positiven Befund. Knochenaffektionen kommen in der Regel wesentlich früher im Szintigramm als im Röntgenbild zur Darstellung, da bereits ein geringgradig gesteigerter Knochenumbau zu einer vermehrten Anreicherung des knochenaffinen Radiopharmakons führt, während durch Röntgenaufnahmen erst eine Minderung des Mineralsalzgehaltes gegenüber der gesunden Umgebung von mehr als 30% nachgewiesen werden kann. Aussagen über die Art des pathologischen Knochenumbauprozesses sind jedoch mit der Skelettszintigraphie nur in begrenztem Umfang möglich. Gewisse differentialdiagnostische Kriterien ergeben sich im Szintigramm aus der Lokalisation, der Intensität des Knochenumbaues sowie der Ausdehnung und Begrenzung eines Herdes. Somit ist ein szintigraphischer Befund immer nur in Verbindung mit der klinischen Symptomatik sowie dem Röntgenbefund sinnvoll zu interpretieren.

Fallbeispiele:

1. Bei dem 14jährigen Mädchen war anamnestisch eine Osteomyelitis im rechten Hüftgelenk vor 4 Jahren bekannt. Jetzt erfolgte die klinische Aufnahme mit dem Verdacht auf eine Osteomyelitis im linken Humerus. Das Ganzkörperszintigramm ergab einen ausgeprägten pathologischen Knochenumbau im proximalen und mittleren Humerusanteil links sowie einen deutlich verstärkten Knochenumbau im proximalen Femurabschnitt rechts (Abb. 45a). Aufgrund der Diagnose einer Osteomyelitis erfolgte eine antibiotische Therapie, die zu einer Rückbildung der Symptomatik führte. Bei der nach 8monatiger Therapie durchgeführten Kontrollszintigraphie fand sich eine deutliche Rückbildung des Knochenumbaus im linken Humerus sowie eine nur mäßige Rückbildung des Knochenumbaus im rechten Femur (Abb. 45b).

   1 Jahr später erfolgte die erneute stationäre Aufnahme wegen eines Rezidivverdachts. Die wiederum durchgeführte Ganzkörper-Knochenszintigraphie zeigte eine starke Zunahme der Knochenumbau-Aktivität im linken Humerus, während der verstärkte Knochenumbau im rechten Femur sich fast vollständig zurückgebildet hatte (Abb. 45c + d).

2. Bei dem 10jährigen Mädchen erfolgte die stationäre Aufnahme wegen einer lymphatischen Leukämie. Zum Ausschluß einer knöchernen Beteiligung wurde die Ganzkörperszintigraphie durchgeführt. Dabei fanden sich unregelmäßige, z.T. nur gering verstärkte Knochenumbauvorgänge im Bereich mehrerer Rippen, der unteren BWS und oberen LWS sowie den distalen Femurmetaphysen bds. (Abb. 46), die als knöcherne Beteili-

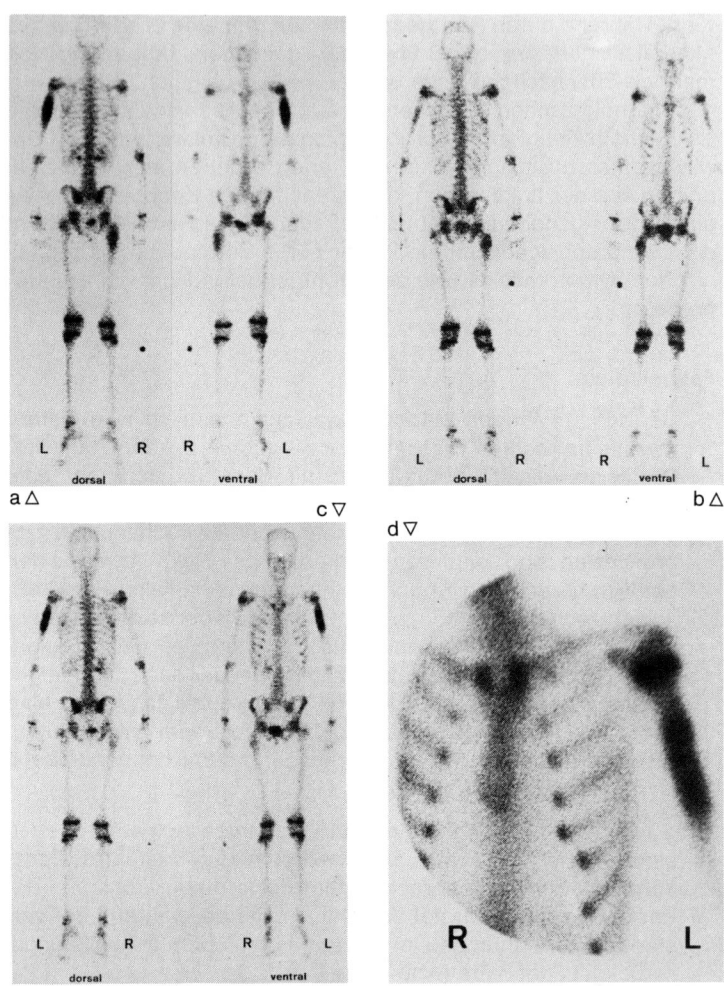

a △
dorsal   ventral

c ▽

b △
dorsal   ventral

d ▽

dorsal   ventral

Abb. 45: Knochenszintigraphien eines 14jährigen Mädchens mit Osteomyelitis im linken Oberarm und rechtem Femur. Deutlich verstärkte Aktivitätsanreicherung im linken proximalen Humerus und im proximalen Femur rechts (a). Nach 8monatiger antibiotischer Therapie Rückbildung des Knochenumbaues (b). 12 Monate später (c) weitgehend normaler Knochenumbau im rechten Femur, erneut deutlich gesteigerter Umbau im linken Humerus, dessen Lokalisation besonders gut auf der Ausschnittsaufnahme (d) zu erkennen ist.

Abb. 46:
Ganzkörper-Knochenszintigramm eines 10jährigen Mädchens mit lymphatischer Leukämie. Ganzkörperaufnahme (a) und Ausschnittsaufnahmen des ventralen (b) und dorsalen (c) Thorax zeigen verstärkte Knochenumbauvorgänge in der Scapula bds., in mehreren Rippen, der unteren BWS und oberen LWS sowie den distalen Femurmetaphysen beidseits.

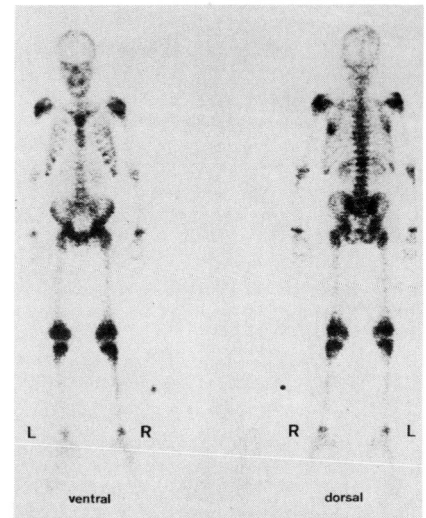

b ▽   a △   c ▽

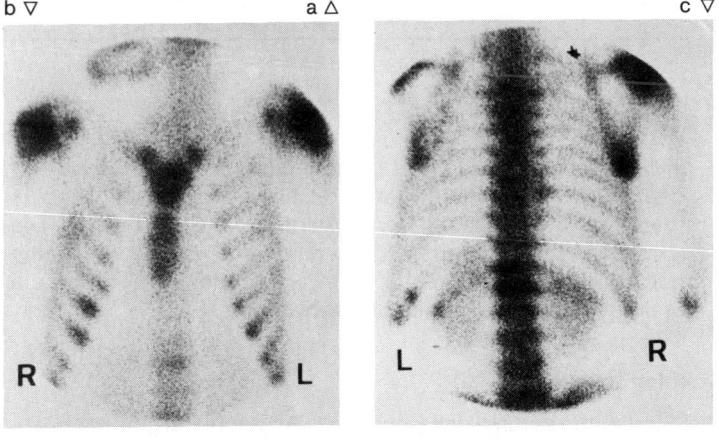

gung an der Grunderkrankung interpretiert wurden. Die anschließende Röntgenuntersuchung ergab multiple Osteolysen im Bereich der szintigraphisch auffälligen Skelettanteile.

3. Bei dem 13 Monate alten Mädchen wurde die Ganzkörper-Knochenszintigraphie wegen des Verdachts auf eine Kindes-

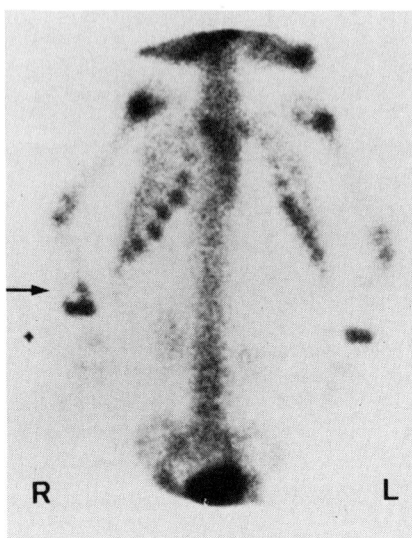

Abb. 47:
Knochenszintigramm eines 13 Monate alten Mädchens mit Verdacht auf Kindesmißhandlung. Fleckförmig verstärkter Knochenumbau im Bereich des distalen Radius rechts. Diagnose: Radiusfraktur.

mißhandlung durchgeführt. Dabei fand sich eine Zone mit deutlich verstärkter Aktivitätsanreicherung im distalen Radius rechts (Abb. 47), die als Radiusfraktur interpretiert wurde. Die daraufhin durchgeführte Röntgenuntersuchung war negativ; bei der Kontrolluntersuchung 6 Tage später war jedoch ein Frakturspalt mit Kallusbildung nachweisbar.

Strahlenbelastung:

Die Strahlenbelastung der Knochenszintigraphie ergibt nach Angaben von *Eißner* für ein 11jähriges Mädchen folgende Werte (mrd/mCi):

Radiopharmakon	Ovarien	Wachstums-zonen
^{99m}Tc-Diphosphonat	13	85 – 95

Literaturangaben

1. Abschätzung der Strahlenrisiken, Veröffentlichungen der Internationalen Strahlenschutzkommission (ICRP); Heft 8, Fischer Verlag, Stuttgart, New York, 1977
2. *Alderson, P. O., D. L. Gilday, H. N. Wagner, jr.:* Atlas of Pediatric Nuclear Medicine; The C. V. Mosby Company, St. Louis, 1979
3. *Emrich, D.:* Nuklearmedizinische Diagnostik und Therapie; Georg Thieme Verlag, Stuttgart, 1976
4. *Emrich, D.:* Nuklearmedizin — Funktionsdiagnostik und Therapie; 2. Auflage, Georg Thieme Verlag, Stuttgart, 1979
5. *Feine, U., K. zum Winkel:* Nuklearmedizin — Szintigraphische Diagnostik; 2. Auflage, Georg Thieme Verlag, Stuttgart, 1980
6. *Fischer, J., R. Wolf, A. Leon:* Milzszintigraphie mit [99mTc]-markierten wärmealterierten Erythrocyten; Fortschr. Röntgenstr. 106 (1967) 51
7. *Hahn, K. (Hrsg.):* Pädiatrische Nuklearmedizin. Band 1; Verlag Kirchheim, Mainz 1979
8. *Hahn, K. (Hrsg.):* Pädiatrische Nuklearmedizin. Band 2; Verlag Kirchheim, Mainz 1980
9. *Hahn, K. (Hrsg.):* Pädiatrische Nuklearmedizin. Band 3; Verlag Kirchheim, Mainz 1984
10. *Handmaker, H., J. M. Lowenstein* (Hrsg.): Nuclear Medicine in Clinical Pediatrics; Published by The Society of Nuclear Medicine, INC. New York. Distributed by Publishing Sciences Group; INC., Acton, Mass., 1975
11. *James, A. E., jr., H. N. Wagner, jr., R. E. Cooke* (Hrsg.): Pediatric Nuclear Medicine; W. B. Saunders Company, Philadelphia, London, Toronto, 1974
12. *Kaul, A., H. D. Roedler:* Strahlenexposition von Patienten durch Radiopharmaka; Nuc-Compact, 9 (1978) 22
13. *Laubenberger, Th.:* Leitfaden der medizinischen Röntgentechnik, Diagnostik-Dosimetrie-Strahlentherapie-Strahlenschutz; Deutscher Ärzte-Verlag, Köln, 1980
14. *Oberhausen, E., R. Berberich, B. Glöbel, M. Austgen, R. Kunkel:* Leitfaden der Technik der Nuklearmedizin, MTR-Lehrbuch; Deutscher Ärzte-Verlag, Köln, 1979
15. *Oberhausen, E., A. Romahn:* Bestimmung der Nierenclearance durch externe Gammastrahlenmessung. In: *G. Hoffmann* und *R. Höfer* (Hrsg.): Radionuklide in Kreislaufforschung und Kreislaufdiagnostik; F. K. Schattauer Verlag, Stuttgart — New York, 1968, S. 323
16. *Pabst, H. W., G. Hör, H. Kriegel:* Einführung in die Nuklearmedizin; Gustav Fischer Verlag, Stuttgart, 1976
17. *zum Winkel, K.:* Nuklearmedizin; Springer-Verlag, Berlin, Heidelberg, New York, 1975

89

2 Sonographische Diagnostik in der Pädiatrie

Marbod Reither

2.1 Einleitung

Untersuchungsverfahren mit Ultraschall (Sonographie) haben in den letzten zehn Jahren vor allem über die Innere Medizin eine breite Anwendung auch in der Pädiatrie gefunden. Die wichtigsten Vor- und Nachteile dieser Untersuchungsmethode sind in Tab. 1 zusammengefaßt.

Tab. 1: Vor- und Nachteile der Sonographie

Vorteile	1- nichtinvasiv, risikolos, da keine ionisierende Strahlung
	2- wenig zeit-, personal- und materialaufwendig
	3- mobil, auch am Krankenbett einsetzbar
	4- variable Schnittführung, rasche Tumordifferenzierung
	5- unabhängig von Organfunktion, Organbeweglichkeit prüfbar
	6- ultraschallgezielte Punktionen möglich
	7- Methode der Wahl zur Vorfeld- und Kontrolldiagnostik bei abdominellen, thorakalen, zerebralen und Weichteilprozessen im Kindesalter
	8- steuert nachfolgende diagnostische und therapeutische Vorgehen
Nachteile	9- störende Reflexe durch knöcherne Strukturen und Gasansammlungen

Zu 1-: Die Sonographie ist nichtinvasiv und risikolos, da sie nicht mit der Anwendung von ionisierenden Strahlen verbunden ist. Die steigende zivilisatorische Strahlenbelastung, vor allem durch die diagnostische Radiologie bedingt, läßt sich dadurch reduzieren. Besondere Vorteile ergeben sich für die Untersuchung von Kindern, da sie wegen ihrer geringeren Körpergröße, des insgesamt aktiveren Knochenmarks, der im Säuglingsalter variablen Position besonders der weiblichen Gonaden und der relativ langen Summationszeit für eventuelle Strahlenspätschäden im Vergleich zum Erwachsenen gegenüber ionisierenden Strahlen besonders empfindlich sind. Ausgedehnte Untersuchungen, in erster Linie im Bereiche der Gynäkologie und Humangenetik, haben gezeigt, daß nach dem derzeitigen Kenntnisstand mit der Anwendung diagnostischer Ultraschallfrequenzen und -energien keine Organ- und Erbschäden zu erwarten sind (11, 22, 23). Die Sonographie belastet die Patienten nicht, für unruhige Säuglinge und Kleinkinder sind kaum sedierende Maßnahmen erforderlich.

Zu 2-: Ultraschalluntersuchungen sind wenig zeitaufwendig; so lassen sich beispielsweise die Organe des Bauchraumes in wenigen Minuten darstellen. Der personelle Aufwand beschränkt sich im allgemeinen auf eine Person zum Halten von unruhigen Säuglingen und Kleinkindern. Besonders angenehm ist es für die kleinen Patienten, daß die Eltern oder „ihre" Stationsschwester bei der Untersuchung dabei sein können. Der Materialaufwand hängt vor allem von der Art der Schnittbilddokumentation — Polaroidfilm, Kleinbild- oder Mehrformatkamera — ab.

Zu 3-: Ultraschallgeräte sind mobil, was einen wesentlichen Vorteil darstellt, da Untersuchungen direkt am Krankenbett und auch auf Intensivpflegeeinheiten durchgeführt werden können.

Zu 4-: Die Sonographie erlaubt eine maßstabsgetreue, zweidimensionale Abbildung von Organschnitten mit guter Differenzierungsmöglichkeit zwischen soliden und liquiden Krankheitsprozessen. Im Gegensatz zur Computer-Tomographie ist die Schnittführung variabler. So können am Hirnschädel des Säuglings rasch hintereinander Frontal-, Sagittal- und Horizontalschnitte gelegt und zusätzlich durch Kippen des Schallkopfes weitere Ebenen dargestellt werden.

Zu 5-: Das Ultraschallverfahren liefert im Gegensatz zur Röntgenuntersuchung unabhängig von der augenblicklichen Organfunktion diagnostische Informationen über das Gallengangs- und harnableitende System, ohne daß eine Kontrastmittelgabe erforderlich wird. Röntgennegative Konkremente können erfaßt werden. Es besteht auch die Möglichkeit, unter Anwendung des sogenannten schnellen B-Bildes (siehe 2.2) atemabhängige Organbewegungen und Gefäßpulsationen zu beobachten.

Zu 6-: Im Rahmen einer weiterführenden histologischen, mikrobiologischen und zytologischen Diagnostik können ultraschallgezielt Organ- und Tumorpunktionen (z. B. Leber, Blase, Zysten, Metastasen) durchgeführt und in therapeutischer Absicht druckentlastende Katheter gelegt werden.

Zu 7-: Auf die Belange der Pädiatrie bezogen bietet sich somit die Sonographie als die Methode der Wahl zur Vorfeld- und Kontrolldiagnostik bei abdominellen, oberflächlich-thorakalen, zerebralen und Weichteilprozessen an, wobei besonders die Echoenzephalographie im Säuglingsalter in letzter Zeit entscheidende diagnostische Verbesserungen bei neuropädiatrischen Problemen gebracht hat.

Zu 8-: Mit der Ultraschallmethode an erster Stelle der diagnostischen Untersuchungsverfahren werden nachfolgende diagnostische und therapeutische Schritte gesteuert, z. B. Röntgenaufnahmen bei Ausscheidungsurogrammen zeitlich sinnvoller angesetzt, gegebenenfalls eingespart oder die Indikation zu einer zerebralen Computer-Tomographie sicherer gestellt.

Die rasche technische Weiterentwicklung der sonographischen Untersuchungsgeräte und besonders die verfeinerte Bildqualität ließen die Sonographie zu einem konkurrierenden Verfahren für die Computer-Tomographie werden. Die erheblich niedrigeren Kosten und die schnellere Verfügbarkeit schufen eine günstige Ausgangsposition für den Ultraschall, so daß es augenblicklich — abgesehen von der zerebralen Computer-Tomographie — nur wenige zwingende Indikationen für die Anwendung der Computer-Tomographie im Kindesalter gibt. Zu betonen ist in diesem Zusammenhang die Sachlichkeit der bisher erschienenen Arbeiten über pädiatrische Fragestellungen, die das Bemühen wiederspiegeln, beide Untersuchungsverfahren sinnvoll aufeinander abgestimmt anzuwenden.

Zu 9-: Aufgrund der physikalischen Eigenschaften des Ultraschalls kommt es durch knöcherne Strukturen des Skeletts und Luftansammlungen im Thorax- und Bauchraum zu Schallreflexionen und -absorption, die die Untersuchung stören und diagnostische Aussagen unsicher machen können.

Bei der Anwendung des Ultraschalls in der diagnostischen Medizin ist zu berücksichtigen, daß ein Ultraschallbild nur einem Schnitt durch das oder die betreffenden Organe entspricht. Die Diagnose wird aus mehreren Schnittbildern in verschiedenen

Schnittebenen erstellt. Da die Erfahrung zeigt, daß es immer wieder Schwierigkeiten macht, sich in solchen Organschnitten zurechtzufinden, wird abweichend von sonst üblichen Abhandlungen über die sonographische Diagnostik versucht, den Aspekt der wichtigsten Schnittführungen im klinischen Bild mit einer entsprechenden Skizze zu verdeutlichen und gleichzeitig die mit dem jeweiligen Schnitt darstellbaren Krankheitsprozesse zu besprechen.

Dabei geht es in erster Linie um Erkrankungen des Bauchraumes, die im Kindesalter eine zentrale Rolle spielen. Gestreift werden Untersuchungsmöglichkeiten am Thorax und an den Weichteilen. Abgesehen von den großen Gefäßen des Abdomens liegt die sonographische Diagnostik des Herzens und Kreislaufes im allgemeinen in den Händen der Pädiatrischen Kardiologen und soll hier nicht abgehandelt werden. Der momentanen Bedeutung der Echoenzephalographie entsprechend schließt ein ausführlicher Abschnitt über sonographische Untersuchungsmöglichkeiten am Hirnschädel des Säuglings den klinischen Teil ab.

Zunächst sollen jedoch einige allgemeine Anmerkungen zu den physikalischen Eigenschaften des Ultraschalls und zum Prinzip der Ultraschalldiagnostik zum besseren Verständnis der Untersuchungsmethode beitragen.

2.2 Physikalische Eigenschaften des Ultraschalls und Prinzip der Ultraschalldiagnostik

Mit Ultraschall bezeichnet man an Materie gebundene mechanische Dichtewellen mit einer jenseits des Hörbereichs gelegenen Frequenz. In der Medizin werden Frequenzen zwischen 1 und 15 MHz verwendet (1 MHz = 1 Million Schwingungen pro Sekunde).

Zur Ultraschallerzeugung werden piezoelektrische Kristalle in einer elektrischen Wechselspannung zu mechanischen Schwingungen angeregt. Sie geben Schallwellen an die Umgebung ab und empfangen sie auch wieder, so daß sie als Sender und Empfänger benutzt werden können.

Im biologischen Gewebe beträgt die Geschwindigkeit der Ultraschallwellen etwa 1550 m/sec (abgesehen vom Knochengewebe, für das ein Wert von etwa 3360 m/sec gilt). Die Intensität liegt zwischen 10 und 50 mW/cm² und ist nach allen bisherigen Erkenntnissen als unschädlich anzusehen.

Ultraschallwellen gehorchen den Gesetzen der Optik: Trifft Ultraschall innerhalb eines Körpers auf eine Grenzfläche zwischen Geweben unterschiedlicher akustischer Eigenschaften, wird er teils reflektiert, teils kann er seinen Weg fortsetzen. Der Anteil der reflektierten Schallintensität ist umso größer, je mehr sich die Schallwellenwiderstände (Impedanz) der einzelnen Gewebsschichten voneinander unterscheiden. Da der Schallwellenwiderstand zwischen Gewebe und Luft sehr hoch ist, erfolgt eine fast vollständige Reflexion, so daß z. B. die lufthaltige Lunge oder der gashaltige Darm sonographisch nicht untersucht werden können. Aus den eben genannten Gründen ist es auch erforderlich, die zwischen den Härchen der Körperoberfläche eingeschlossene Luft mittels eines Gels zu beseitigen, um den Schallkopf reflexfrei ankoppeln zu können. Von knöchernen Strukturen bzw. kalkhaltigen Konkrementen, die röntgenologisch erst ab einem bestimmten Kalkgehalt sichtbar werden, wird ebenfalls ein großer Teil der Schallenergie reflektiert, aber auch absorbiert. Der Ort der Reflexion erscheint auf dem Sichtgerät als Reflexpunkt oder -band, hinter dem ein Auslöschphänomen, der sogenannte Schallschatten, entsteht.

An der Grenze Muskel/Fett ist der Reflexionsfaktor für Ultraschall sehr klein, der überwiegende Teil der Schallenergie passiert diese Schichten. Daher bieten die parenchymatösen Organe des Bauchraumes dem Ultraschall akustisch günstige Bedingungen und können, abhängig von der Schallfrequenz, in beliebigen Schnittbildern hintereinander abgebildet werden. Dadurch wird verständlich, daß die sonographische Untersuchung des Abdomens in der Pädiatrie eine große Rolle spielt.

An relativ rauhen Grenzflächen der Gewebe innerhalb des Körpers werden Ultraschallwellen gestreut. Beim Übertritt in ein anderes Medium kommt es zur Brechung bzw. Beugung; Absorption entsteht, wenn beim Durchgang durch Gewebe oder Flüssigkeiten ein Teil der Bewegungsenergie durch die innere Reibung des schalleitenden Mediums in Wärme umgewandelt wird.

Während der sonographischen Untersuchung gelangen gebündelte Ultraschallwellen auf Grenzflächen zwischen Medien verschiedener akustischer Eigenschaften. Entsprechend den unterschiedlichen Reflexionsfaktoren entstehen verschieden starke Echoreflexe, die, vom Schallkopf empfangen, in verschieden starke elektrische Impulse umgewandelt und auf einem Bildschirm als Zacken oder Lichtpunkte dargestellt werden. Bei der früher übli-

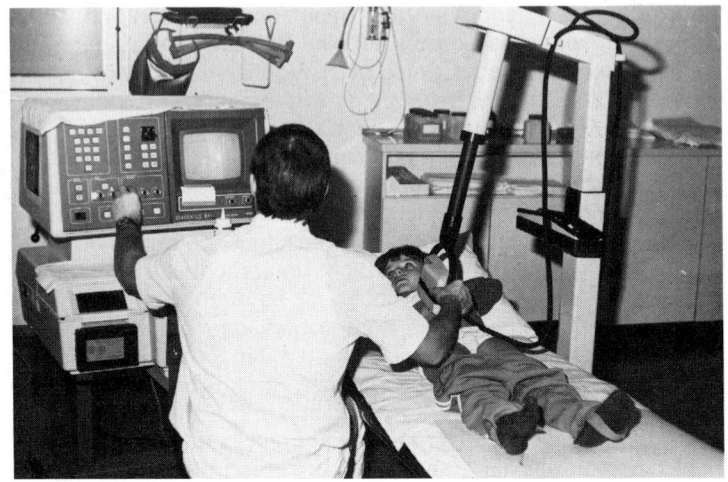

Abb. 48: Sonographiesystem RA-1 (Fa. Siemens), 3,5 MHz-Schallkopf.

chen Echoenzephalographie als eindimensionalem Verfahren entsprechen die **A**mplituden der abgebildeten Zacken der reflektierten Echoenergie (A-Bild); beim sogenannten B-Bild wird die reflektierte Echoenergie durch entsprechend helle Lichtpunkte gekennzeichnet (**b**rightness = Helligkeit). Man spricht auch vom schnellen B- oder real-time-Bild, da der Bildaufbau, d. h. die Aneinanderreihung unterschiedlich heller Lichtpunkte in zwei Dimensionen, sehr rasch erfolgt (15 bis 30 Bilder/sec und mehr) und man dadurch nicht nur „Momentaufnahmen" wie bei anderen Schnittbildgeräten (compound-scan) erhält, sondern auch eine kontinuierliche, zeitlich reale Beobachtung des untersuchten Organs mit eventuellen Pulsationen und Atemverschieblichkeit anstellen kann.

Die im folgenden Abschnitt gezeigten Bilder stammen zu einem Teil noch von dem früher verwendeten Ultraschall-Real-Time-Tomograph VIDOSON 735 SM (Fa. Siemens), bei dem ein rotierender Schallschwinger im Fokus eines Parabolspiegels periodisch Ultraschallimpulse aussandte, die über eine Wasservorlaufstrecke als paralleles Wellenbündel in den Körper eindrangen.

Die Abb. 48 zeigt das jetzt benutzte Sonographiesystem RA-1 (Fa. Siemens), das erstmals eine automatische Bilderfassung mit

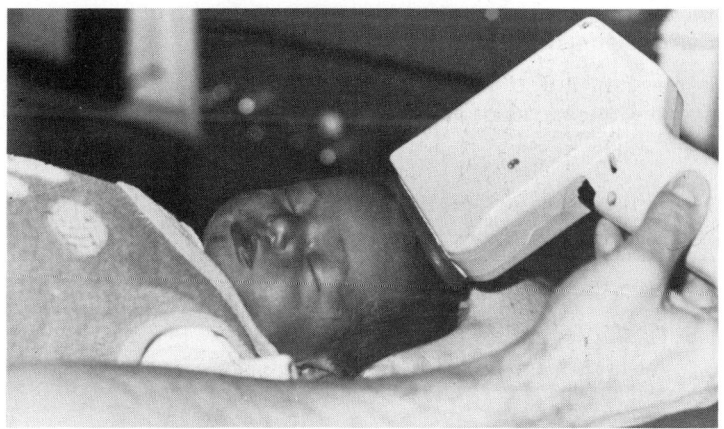

Abb. 49: 7,5 MHz-Schallkopf („small parts") mit der Möglichkeit der Doppler-Sonographie; Frontalschnitt über der großen Fontanelle eines Säuglings (Fa. Siemens).

digitaler Bildverarbeitung unter Computerkontrolle vereint. Es kann sowohl im orientierenden Real-time-, als auch im hochauflösenden, statischen Betrieb eingesetzt werden. Schallköpfe unterschiedlicher Ultraschallfrequenzen stehen zur Verfügung. Hier ist der 3,5 MHz-Applikator dargestellt, auf der Abb. 49 ist der 7,5-MHz-Schallkopf zu sehen, der sich wegen der damit verbundenen hohen Auflösung bei geringerer Eindringtiefe sehr gut zur Untersuchung oberflächlich gelegener Strukturen eignet und die Möglichkeit bietet, ein Real-time-Bild und Doppler-Signale mit Spektralanalyse gemeinsam auf dem Monitor darzustellen.

2.3 Darstellung der häufigsten sonographischen Schnittführungen mit den wichtigsten Indikationen zur Ultraschalluntersuchung und klinischen Beispielen

In der Pädiatrie werden die harnableitenden Wege am häufigsten sonographisch untersucht. Der Retroperitonealraum ist von dorsal her leicht zugänglich, weshalb zur Darstellung der Nierenorgane im allgemeinen die Untersuchung in Bauchlage des Patienten gewählt wird, obwohl prinzipiell auch die Schnittführung von ventral her möglich ist, aber sehr oft durch die Überlagerung von Darmgasen und Rippenstrukturen gestört wird.

In der Tab. 2 sind die wichtigsten Indikationen zur sonographischen Untersuchung der harnableitenden Wege zusammengefaßt.

Tab. 2: Die wichtigsten Indikationen zur sonographischen Untersuchung der harnableitenden Wege

1- Lage, Größe und Form der Nieren
2- Parenchymdicke und Beschaffenheit des Nierenbeckens
3- Atemverschieblichkeit der Nieren bei der Frage nach einem paranephritischen Abszeß
4- Zystische oder solide Tumoren
5- Nierenkonkremente
6- Nierenmißbildungen
7- Nierenfunktion nach plastischen Operationen
8- Verlaufskontrollen bei konservativer Behandlung von Erkrankungen der harnableitenden Wege

2.3.1 Längsschnitt von dorsal

Der Patient befindet sich in Bauchlage, die Lendenlordose läßt sich durch eine untergelegte Schaumstoffrolle ausgleichen. Der Schallkopf wird parallel zur Körperachse rechts oder links paravertebral zwischen Rippenbogen und Beckenkamm aufgesetzt (Abb. 50). Das zugehörige Schnittbild (Abb. 51) zeigt demnach den Patienten parallel zur Körperachse längs geschnitten, man sieht sozusagen von der Flanke her in den Patienten hinein. Der obere Bildrand entspricht dem Rücken (dorsal), der untere der Bauchwand (ventral). Sieht man von der linken Flanke des Patienten auf die Schnittebene, führt die Verlängerung des Bildes über den linken Bildrand hinaus zum Kopf (kranial), die Gegenseite zu den unteren Extremitäten (kaudal). Verschiebt man nun den Schallkopf parallel zur Wirbelsäule geringfügig nach rechts oder links, erscheint die betreffende Niere bei normaler Lage ebenfalls längs geschnitten (Abb. 51). Sie zeigt eine ovale Form, wobei der

Abb. 50:
Längsschnitt dorsal
paravertebral.

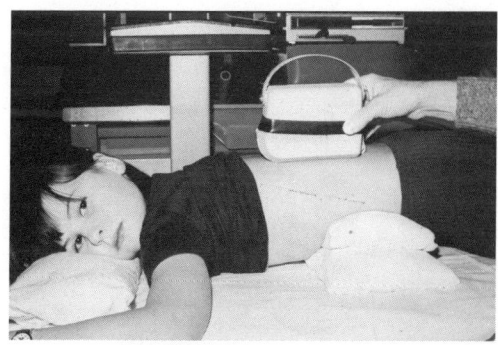

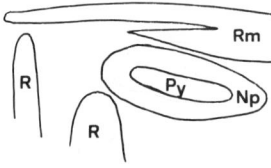

Abb. 51:
Schnittführung wie in Abb.
50; Darstellung einer Niere,
normaler Befund;
Py = Pyelonreflex,
Np = Nierenparenchym,
Rm = Rückenmuskulatur,
R = Schallschatten von
Rippen.

echoärmere (dunklere) Randsaum dem Parenchym, der echorei-
chere (hellere) Binnenraum dem Pyelon entspricht („Pyelonreflex").

2.3.2 Querschnitt von dorsal

Der Patient liegt in der gleichen Position wie beim dorsalen
Längsschnitt. Der Schallkopf wird jedoch um 90 Grad geschwenkt

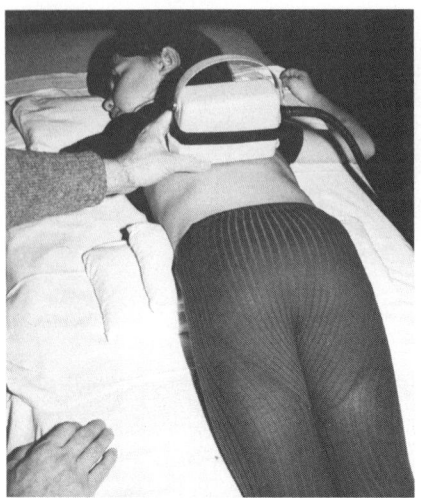

Abb. 52:
Querschnitt dorsal über der Nierenregion.

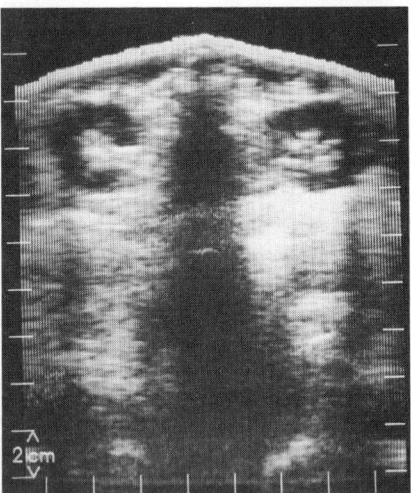

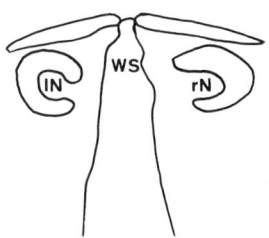

Abb. 53:
Schnittführung wie in Abb. 52; Darstellung beider Nieren, normaler Befund;
lN = linke Niere,
rN = rechte Niere,
WS = Schallschatten der Wirbelsäule.

und quer über der Nierenregion aufgesetzt (Abb. 52). Es entsteht ein Körperquerschnitt von dorsal nach ventral: Der obere Bildrand (Abb. 53) entspricht dem Rücken (dorsal), der untere der Bauchwand (ventral), links im Bild ist die linke, rechts im Bild ist die rechte Körperseite des Patienten dargestellt. Man schaut also wie bei der computertomographischen Schnittführung von kaudal her in den Körperquerschnitt hinein. Das senkrecht verlaufende, echofreie, dunkle Band in Bildmitte ist der Schallschatten der Wirbelsäule, die, am oberen Bildrand gelegen, die Schallwellen praktisch total reflektiert und absorbiert. Die Nieren sehen bei dieser Schnittführung wie zwei liegende „U" aus, deren Öffnung schräg zur Wirbelsäule hinweisen und den Nierenbeckenausgang markieren.

2.3.3 Klinische Beispiele

2.3.3.1 Nierenaplasie

Man kann sich zur Klärung dieser Frage des Längs- und Querschnittes bedienen. Der Querschnitt verschafft rascher Klarheit, da bei einem entsprechend geformten Schallkopf der Vergleich zur Gegenseite sozusagen auf einen Blick gegeben ist. Die Abb. 54 zeigt in einem Querschnitt links die kompensatorisch hypertrophierte linke Einzelniere, rechts neben dem durch die Wirbelsäule verursachten Schallschatten ist kein Nierenorgan zu erkennen.

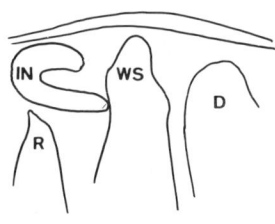
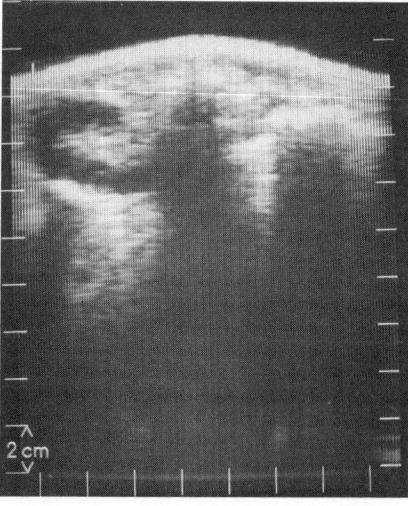

Abb. 54:
Querschnitt dorsal, Nierenaplasie rechts; IN = linke Niere, R, WS und D = Schallschatten einer Rippe, der Wirbelsäule und von Darmschlingen.

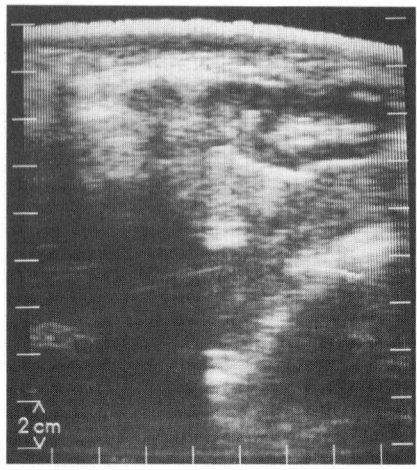

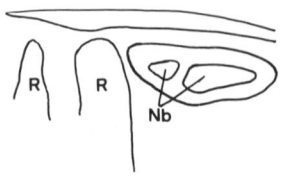

Abb. 55:
Längsschnitt dorsal, gedoppeltes Nierenbecken; Nb = Nierenbecken, R = Schallschatten von Rippen.

2.3.3.2 Gedoppelte Kelchanlage

Der Nachweis einer gedoppelten Kelchanlage gelingt am sichersten mit dem Längsschnitt. In der Abb. 55 ist eine durch den Pyelonreflex ziehende Parenchymbrücke erkennbar, die eine kleinere obere Kelchgruppe abtrennt.

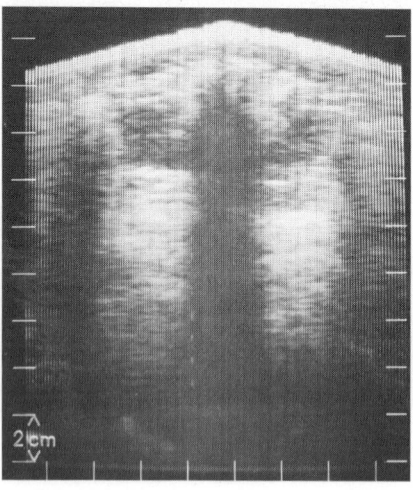

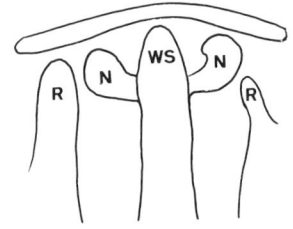

Abb. 56:
Querschnitt dorsal, Hufeisenniere; N = Nieren, R und WS = Schallschatten von Rippen und Wirbelsäule.

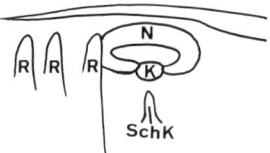

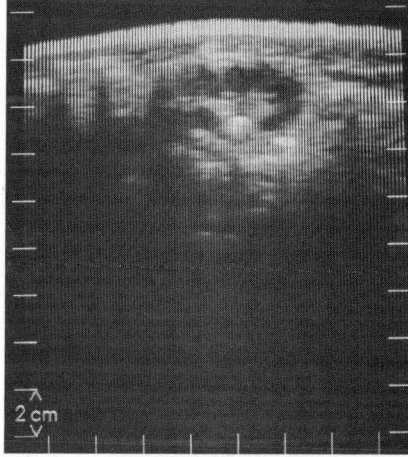

Abb. 57:
Längsschnitt dorsal, Nieren-
konkrement; K = Konkre-
ment, N = Niere, R und
SchK = Schallschatten von
Rippen und Konkrement.

2.3.3.3 Hufeisenniere

Diese Fehlbildung läßt sich im Querschnitt von dorsal und ventral darstellen. Die Untersuchung von dorsal (Abb. 56) zeigt die zur Wirbelsäule konvergierenden Nierenlängsachsen; der Schall-schatten der Wirbelsäule verhindert allerdings die Darstellung der beide Nieren verbindenden Gewebebrücke. Dazu eignet sich die Untersuchung von ventral im Querschnitt besser. Bei schlanken Patienten und wenig Darmgasüberlagerung kann man die vor der Wirbelsäule gelegene Gewebebrücke zwischen den unteren Nie-renpolen sichtbar machen.

2.3.3.4 Nierenkonkremente

Nierensteine geben sich durch ein ihrer Größe und Dichte ent-sprechendes, helles Reflexband und einen nachfolgenden Schall-schatten zu erkennen. Das Reflexband weist zum Schallkopf hin, der Schallschatten vom Schallkopf weg. Entsprechend bilden sich auch Gallenkonkremente ab (Abb. 57). Bei der in Abb. 57 längs geschnittenen Niere ist der Parenchymsaum von einem etwa 2 cm breiten Reflex unterbrochen, dem ein schmaler Schallschatten folgt. Der Pyelonreflex ist erhalten, so daß eine ausgeprägte Ab-flußbehinderung nicht vorliegt. Es handelte sich um einen Kelch-stein, der durch eine Polresektion entfernt wurde.

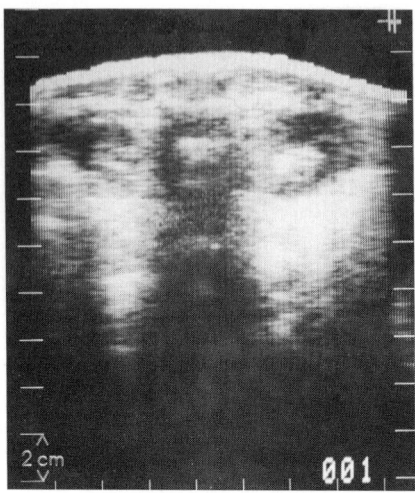
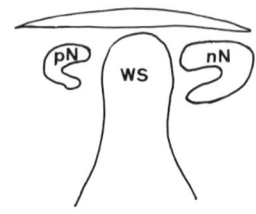

Abb. 58:
Querschnitt dorsal, pyelonephritische Schrumpfniere
links; pN = pyelonephritische Schrumpfniere, nN =
normale Niere, WS =
Schallschatten der Wirbelsäule.

2.3.3.5 Pyelonephritische Schrumpfniere

Bei der pyelonephritischen Schrumpfniere findet man sonographisch im Längsschnitt ein verkleinertes Nierenorgan mit ver-
schmälertem Parenchymsaum. Der Querschnitt erlaubt bei einem
entsprechend geformten Schallkopf einen direkten Größenver-
gleich der beiden Nierenorgane, was für die Verlaufskontrolle besonders wichtig ist. Die heute gebräuchlichen Ultraschallgeräte
bieten außerdem die Möglichkeit, Organabmessungen direkt in
das Schnittbild einzublenden und auf dem Polaroidbild zu doku-
mentieren. So läßt sich das Wachstum der betroffenen Niere oder
eine kompensatorische Hypertrophie der gegenseitigen Niere zuverlässig verfolgen. Die Abb. 58 zeigt in einem Querschnitt links
eine pyelonephritische Schrumpfniere; die Nierengröße und Pa-
renchymdicke sind deutlich geringer als auf der gesunden rechten Seite.

2.3.3.6 Hydronephrose

Die Hydronephrose ist gekennzeichnet durch eine Abflußbehinde-
rung des Nierenbeckens und der Kelche. Gestaute Flüssigkeit im
Nierenhohlsystem führt zur Aufhebung des Pyelonreflexes, das
Nierenbecken stellt sich sonographisch reflexarm dar, wie es die

Abb. 59 in einem Querschnitt durch beide Hohlsysteme verdeutlicht. Um die rundlich-ovalen, echoarmen Nierenbecken beiderseits des Schallschattens der Wirbelsäule gruppieren sich vor allem rechts verplumpte und gestaute Kelche. Der Parenchymsaum ist bereits deutlich verschmälert. Ursache dieser beiderseitigen Hydronephrose war ein Neurofibrom, das sich im kleinen Becken ausbreitete, bereits in die Blase eingewachsen war und dabei zu einer Abflußbehinderung für die Nieren wurde.

2.3.3.7 Nierentumoren

Eine wichtige Funktion erfüllt die Sonographie in der Vorfelddiagnostik von abdominellen Tumoren. Im Kindesalter kommen der intrarenale Wilms-Tumor und das vom Grenzstrang ausgehende Neuroblastom am häufigsten vor. Die Sonographie erlaubt eine Abtrennung der retroperitonealen von den intraperitonealen Geschwülsten, eine Differenzierung in solide, zystische oder gemischte Tumoren und, ähnlich dem Ausscheidungsurogramm, Informationen über die Art des Tumors. Wichtig ist auch die Klärung der Frage, ob der Tumor gegenüber den umgebenden Organen abgrenzbar ist oder diese infiltrativ miterfaßt. Obgleich die Computer-Tomographie in diesem Punkt der Sonographie überlegen

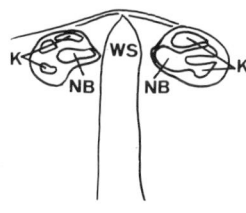

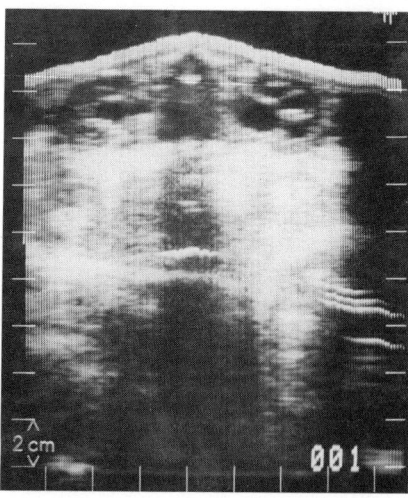

Abb. 59:
Querschnitt dorsal, Hydronephrose beiderseits; NB = Nierenbecken, K = Kelche, WS = Schallschatten der Wirbelsäule.

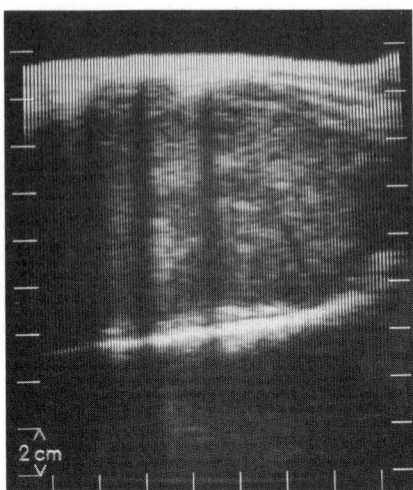

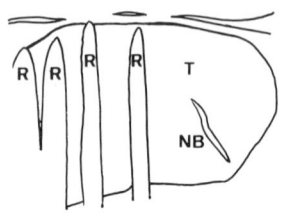

Abb. 60:
Längsschnitt dorsal, Nieren-
tumor; T = Tumor, NB =
Nierenbecken, R = Schall-
schatten von Rippen.

ist, können doch mit dem Ultraschall wichtige topographische Aussagen getroffen werden. Der in der Abb. 60 im Längsschnitt dargestellte Wilmstumor hat zu einer enormen Auftreibung und Zerstörung des Nierenorgans geführt. Reste des destruierten und

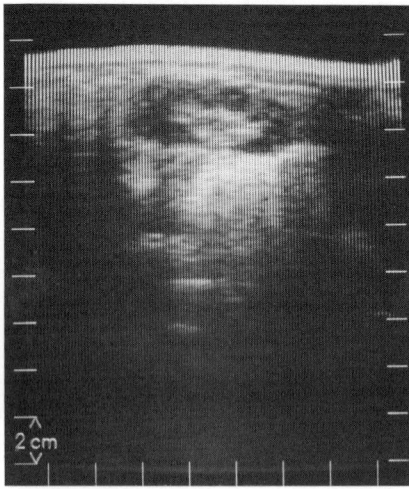

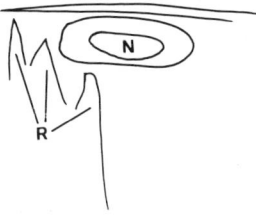

Abb. 61:
Längsschnitt dorsal, normale Niere der Gegenseite
zum Vergleich mit Abb. 60;
N = Niere, R = Schall-
schatten von Rippen.

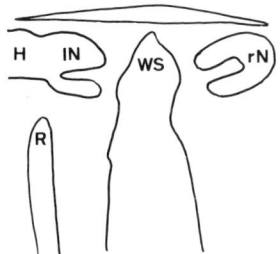
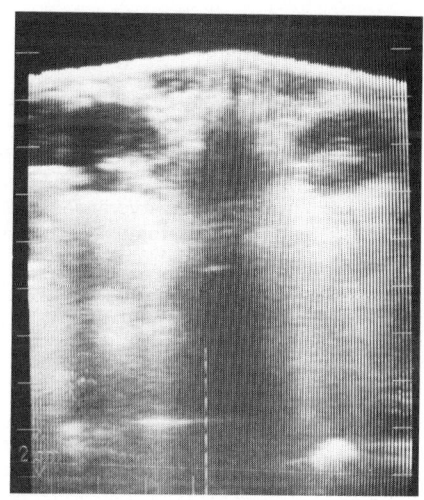

Abb. 62:
Querschnitt dorsal, normale Niere rechts, Kapselhämatom links; H = Hämatom, IN = linke Niere, rN = rechte Niere, R und WS = Schallschatten einer Rippe und der Wirbelsäule.

gestauten Hohlsystems geben sich durch echoarme, streifige Bezirke zu erkennen. Das Reflexmuster weist auf einen soliden Tumor hin. Die Untersuchung von ventral ergab eine Verlagerung der Leber nach ventral und Abplattung nach kranial. Tumor und Leber bewegten sich gleichmäßig mit der Atmung. Bei der Operation stellte sich heraus, daß Tumor und Leber miteinander verklebt waren, jedoch ohne Schwierigkeiten voneinander getrennt werden konnten. Zum Vergleich ist die gesunde Niere in Abb. 61 wiedergegeben.

2.3.3.8 Stumpfes Bauchtrauma

In steigendem Maße werden Kinder Opfer von Verkehrsunfällen. Die Ausdehnung stumpfer Bauchtraumen läßt sich sonographisch direkt am Krankenbett ohne größere Belastung für den Patienten schnell und umfassend darstellen. In der Abb. 62 ist in einem Querschnitt ein Kapselhämatom der linken Niere zu sehen, das sich nach einigen Tagen spontan zurückbildete.

Für den Bereich der intraperitonealen Organe, um die es in den folgenden drei Abschnitten geht, lassen sich sonographisch Aussagen zu den in der Tab. 3 zusammengefaßten klinischen Fragestellungen machen.

Tab. 3: Indikationen zur Ultraschalluntersuchung der intraperitonealen Organe

1. Leber:	Größe und Struktur des Organs, umschriebene Leberveränderungen wie Zysten, Tumoren, Hämatome; subphrenischer Abszeß; Gallenwegserkrankungen
2. Milz:	Größe und Struktur des Organs, umschriebene Milzveränderungen wie Zysten und Hämatome
3. Pankreas:	Größe und Struktur des Organs; Pankreaspseudozysten
4. Gefäße:	Lage, Größe, Pulsationen, physiologische Varianten, umschriebene Gefäßveränderungen wie Aneurysmen, Einengung durch Tumorzapfen oder Thromben, Kompression von außen, Lymphknotenvergrößerungen paravasal
5. Darmregion:	Hypertrophe Pylorusstenose, Duplikaturen, Invagination, Analatresie Tumoren, Zysten, Darmwandblutungen, Abszesse, Enteritis regionalis Crohn, Aszites
6. Blasenregion:	Restharnbestimmung. Lokalisation der Blase vor Punktion, Fremdkörper bzw. Konkremente Megaureter bei Uretermündungsstenose Verdacht auf Erkrankung der Adnexe

2.3.4 Längsschnitt von ventral

Der Patient liegt bei dieser Schnittführung in Rückenlage, der Schallkopf wird wiederum parallel zur Körperachse aufgesetzt und von der Mittellinie aus nach rechts oder links verschoben (Abb. 63). Es entsteht dabei ein Körperlängsschnitt, man sieht von der Flanke her auf die Schnittebene: Der obere Bildrand entspricht den Bauchdecken (ventral), der untere dem Rücken (dorsal). Von der rechten Flanke des Patienten aus betrachtet würde die Verlängerung des Bildes nach links zum Kopf (kranial), nach rechts zu den unteren Extremitäten (kaudal) führen. Die Abb. 64 zeigt einen Oberbauchlängsschnitt rechts paravertebral. Man

Abb. 63:
Längsschnitt ventral,
paramedian.

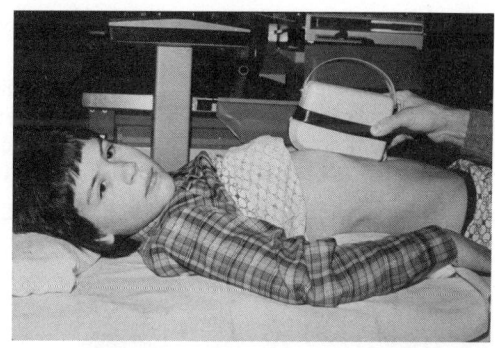

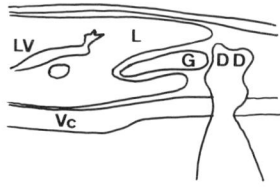

Abb. 64:
Schnittführung wie in Abb.
63, normaler Oberbauchsi-
tus; L = Leber, G = Gal-
lenblase, LV = Lebervenen,
Vc = Vena cava inferior, DD
= Schallschatten von
Dünndarmschlingen.

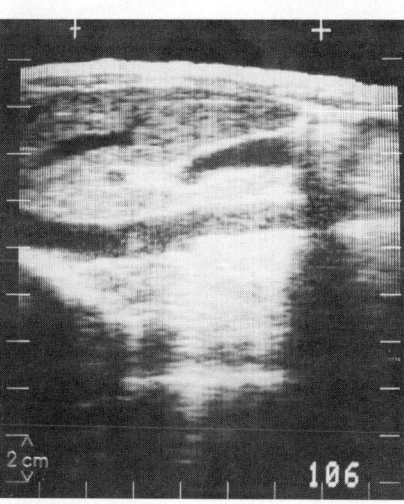

sieht im linken oberen Bilddrittel unter den Bauchdecken die an-
nähernd dreieckige Schnittfläche der Leber. Angeschnitten sind
zwei Lebervenen und die unter dem Leberrand an der Dorsalflä-
che der Leber gelegene Gallenblase. Hinter der Leber in Bildmitte
zeichnet sich als querverlaufender, echoarmer Streifen die untere
Hohlvene ab. Bei der Schnittführung direkt in der Medianebene
des Körpers läßt sich die Aorta im Längsschnitt einstellen und im
Bauchraum verfolgen. So können Aortenaneurysmen, eine Verdrängung oder Kompression der unteren Hohlvene und

Lymphknotenvergrößerungen in der Umgebung der großen Gefäße des Abdomens nachgewiesen werden.

Einen modifizierten Längsschnitt stellt die Untersuchung in Rechts-Seitenlage des Patienten dar, wo es um die Beziehung der Milz zum linken Leberlappen und der linken Niere geht (Abb. 65). Die Abb. 66 zeigt einen Oberbauchsitus mit den Konturen

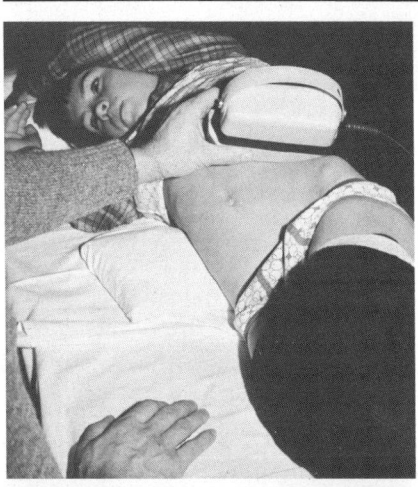

Abb. 65:
Schnittführung zur Untersuchung der Milz.

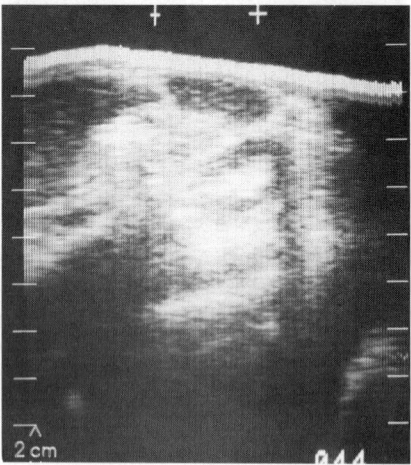

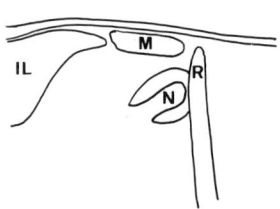

Abb. 66:
Schnittführung wie in Abb. 65, Lagebeziehung des linken Leberlappens (IL), der Milz (M) und der linken Niere (N) zueinander, R = Schallschatten einer Rippe.

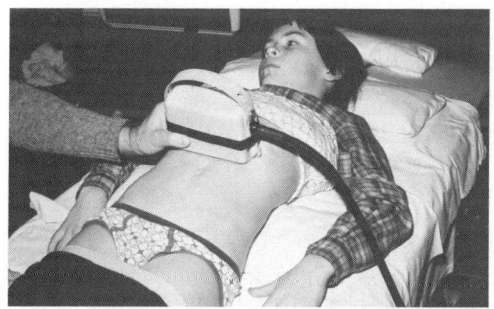

Abb. 67:
Querschnitt ventral, über dem Oberbauch.

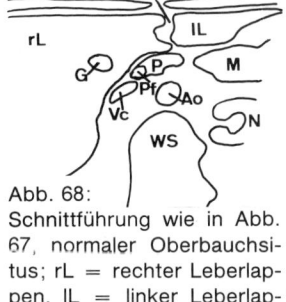

Abb. 68:
Schnittführung wie in Abb. 67, normaler Oberbauchsitus; rL = rechter Leberlappen, lL = linker Leberlappen, lt = ligamentum teres, G = Gallenblase, M = Milz, N = Niere links, P = Pankreas, Pf = Pfortader, Vc = Vena cava inferior, Ao = Aorta, WS = Schallschatten der Wirbelsäule.

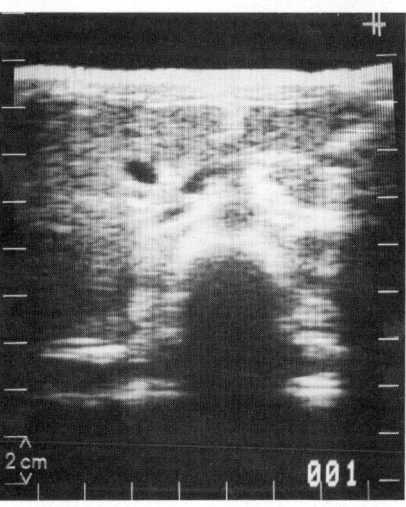

des linken Leberlappens links im Bild, der angeschnittenen Milz in Bildmitte oben und der schräg angeschnittenen linken Niere darunter, die zum Teil vom Schallschatten einer Rippe verdeckt ist.

2.3.5 Querschnitt von ventral

Wird der Schallkopf um 90° geschwenkt und quer zur Körperachse von ventral aufgesetzt, entsteht ein Körperquerschnitt (Abb. 67). Von kaudal her betrachtet liegen in der entsprechenden Abb. 68 die Bauchdecken oben (ventral), der Rücken unten (dorsal);

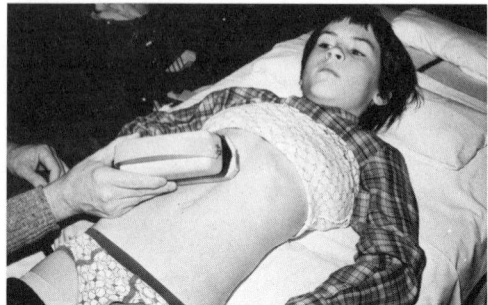

Abb. 69:
Subkostal- oder
Rippenbogenrand-
schnitt.

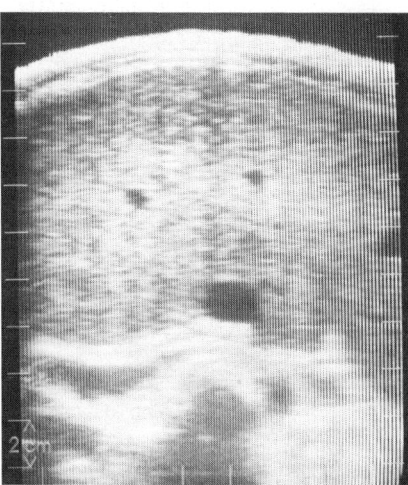

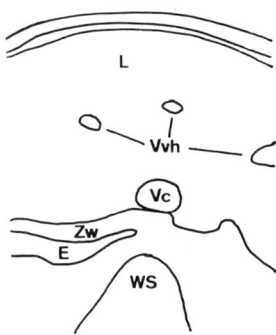

Abb. 70:
Schnittführung wie in Abb.
69, kardial bedingte Lebervergrößerung mit Stauung
im großen Kreislauf und
Pleuraerguß; Vvh = Venae hepaticae, Vc = Vena cava inferior, L = Leber, Zw = rechtes Zwerchfell, E = Erguß, WS = Schallschatten der Wirbelsäule.

---

links im Bild ist die rechte Körperseite, rechts im Bild ist die linke
Körperseite abgebildet. Umgeben von Querschnitten der Leber,
Milz und linken Niere sowie vom Schallschatten der Wirbelsäule
findet sich das kommaförmige Pankreas und Gefäßschnitte durch
die Aorta, untere Hohlvene und Pfortader. In Bildmitte oben ist
das Ligamentum teres als Trennlinie zwischen rechtem und lin-
kem Leberlappen zu erkennen. Diese quere Schnittführung durch
den Oberbauch ist gelegentlich durch Meteorismus gestört, die

Untersuchung dieser Körperregion sollte daher am frühen Morgen und nach Gabe von entsprechenden Medikamenten durchgeführt werden.

Ähnlich dem Oberbauchquerschnitt verläuft auch der Rippenbogenrand- oder Subkostalschnitt von ventral (Abb. 69). Der Schallkopf wird mit leichter Kippung nach kaudal parallel zum Rippenbogen aufgesetzt. Dadurch läßt sich die Leberrückseite mit ihrer Beziehung zum Zwerchfell, zur Lunge und zum Herzen einstellen, wie dies aus der Abb. 70 ersichtlich wird. Breiten Raum nimmt hier die Schnittfläche der Leber ein; radiär um die untere Hohlvene liegen angeschnittene Lebervenen. Im unteren Bilddrittel links ist oberhalb des rechten Zwerchfelles, das sich als helles Reflexband abzeichnet, ein Pleuraerguß zu sehen. Es handelte sich klinisch um eine Herzinsuffizienz mit Stauung im großen Kreislauf.

2.3.6 Klinische Beispiele

2.3.6.1 Leberregion

Die Untersuchung von ventral beginnt im allgemeinen mit einem Oberbauchlängsschnitt in der Medianlinie. Wandert der Schallkopf zur rechten Körperseite, erscheint im Schnittbild der rechte Leberlappen, hinter den sich etwa in Höhe der Medioklavikularlinie die rechte Niere im Längsschnitt projiziert. Die Leber der Abb. 71 ist infolge einer Herzinsuffizienz vergrößert, die angeschnittene

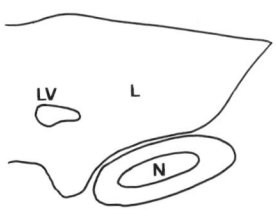
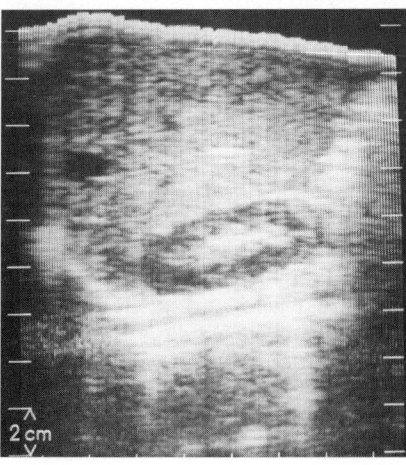

Abb. 71:
Längsschnitt ventral, in Höhe der Medioklavikularlinie, Lebervergrößerung bei Herzinsuffizienz mit Stauung im großen Kreislauf; L = Leber, LV = Lebervene, N = Niere rechts.

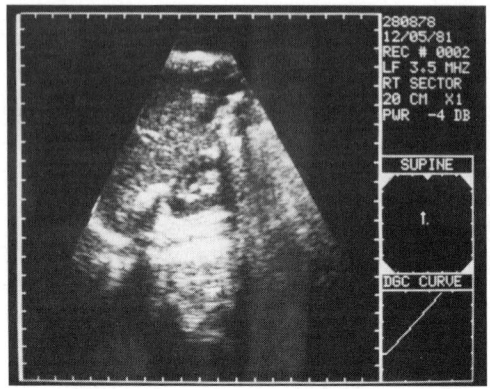
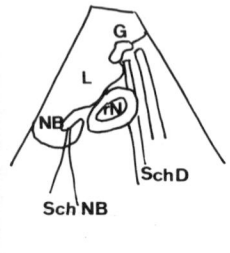

Abb. 72: Längsschnitt ventral, paramedian rechts, Neuroblastom im Bereich der Nebenniere; NB = Neuroblastom, SchNB = Schallschatten durch Verkalkungen des Tumors, rN = rechte Niere, L = Leber, G = Gallenblase, SchD = Schallschatten durch Darmgas.

Lebervene am linken Bildrand dilatiert. Hinter der Leber kommt in Bildmitte die rechte Niere zur Darstellung. Diese Schnittführung läßt neben einer Größenbestimmung des rechten Leberlappens eine Beurteilung der Gallenblase und eine ergänzende Untersuchung des rechten oberen Nierenpoles zu, der bei der Einstellung von dorsal manchmal von Rippen verdeckt sein kann. So lassen sich zum Beispiel Nebennierentumoren oder Nebennierenblutungen bei Neugeborenen aufspüren. Auf der Abb. 72 ist in einem Längsschnitt etwa in Höhe der Medioklavikularlinie rechts die Leber und die rechte Niere angeschnitten. Im Bereiche des oberen Nierenpoles, in Projektion auf die Leber, findet sich ein ovaler, sehr heller Reflex mit einem nachfolgenden Schallschatten, der von Verkalkungen eines Neuroblastoms verursacht wurde. Die Abb. 73 zeigt, wiederum in einem Längsschnitt von ventral, in Bildmitte oben die etwa dreieckige Schnittfläche der Leber, die in ihrem kranialen Anteil von den Schallschatten zweier Rippen überdeckt wird und an deren Unterrand sich eine überwiegend echofreie, ovale Struktur oberhalb der rechten Niere darstellt. Diese entsprach einer Nebennierenblutung, die die rechte Niere nach kaudal und ventral verdrängte, wodurch beim Palpieren des Abdomens der Eindruck eines rechtsseitigen abdominellen Tumors entstand.

114

Mit einem Längsschnitt von ventral lassen sich aber auch umschriebene Leberveränderungen wie Zysten, Metastasen, Abszesse und Hämatome sowie Veränderungen im Bereich des Gallengangssystems erkennen. Bei der Abb. 74 wurde der Schallkopf sehr weit lateral aufgesetzt, so daß mehrere Rippen Schallschat-

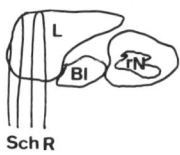

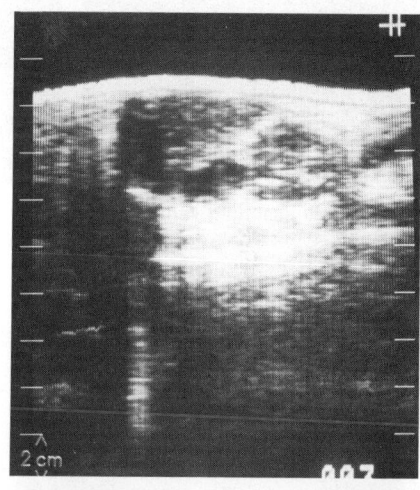

Abb. 73:
Längsschnitt ventral, paramedian rechts, Nebennierenblutung; L = Leber, rN = rechte Niere, Bl = Blutung, SchR = Schallschatten von Rippen.

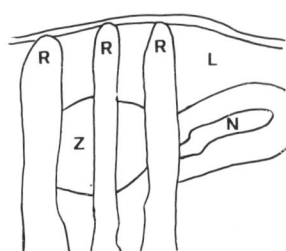

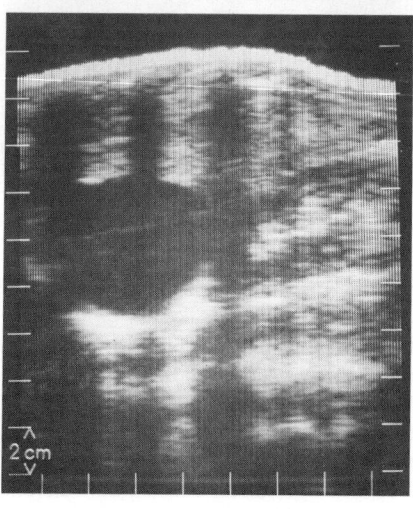

Abb. 74:
Längsschnitt ventral, rechts lateral, Echinokokkuszyste in der Leber; L = Leber, Z = Zyste, N = rechte Niere, R = Schallschatten von Rippen.

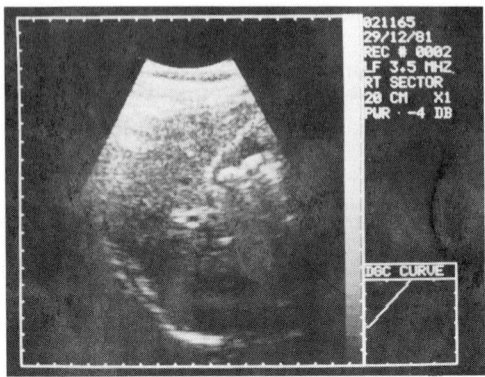 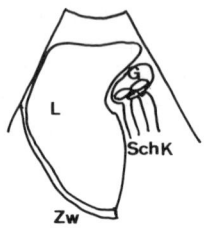

Abb. 75: Längsschnitt ventral, paramedian, Gallensteine; L = Leber, G = Gallenblase mit Konkrementen, SchK = Schallschatten der Konkremente, Zw = Zwerchfell rechts.

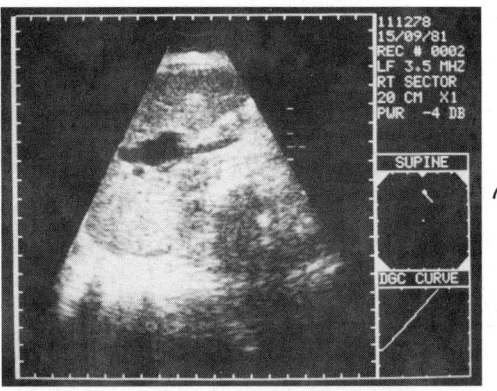 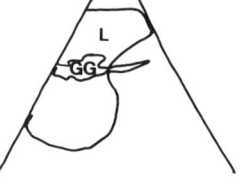

Abb. 76: Längsschnitt ventral, paramedian, erweitertes Gallengangssystem intra- und extrahepatisch; L = Leber, GG = erweiterte Gallengänge.

ten warfen. Zwischen ihnen zeigt sich links in Bildmitte eine ausgedehnte Echinokokkuszyste, rechts daneben die gesunde rechte Niere. Die Abb. 75 zeigt in einem Längsschnitt in Höhe der Medioklavikularlinie rechts einen Schnitt durch die Leber eines 16jährigen Mädchens, das unter typischen Gallenkoliken litt. Unterhalb des Leberrandes fielen in der Gallenblase mehrere größere Konkremente auf, die durch ovale Reflexe mit nachfolgendem Schallschatten gekennzeichnet waren. Wie nachfolgende Röntgenuntersuchungen zeigten, waren die Gallensteine röntgennegativ, im intravenösen Cholezystogramm stellten sie sich als von Kontrastmittel umflossene Aussparungen innerhalb der Gallenblase dar.

Auf der Abb. 76 ist wiederum in einem Längsschnitt die Leberregion einer knapp drei Jahre alten Patientin zu sehen. Das Mädchen hatte einen ausgeprägten Ikterus. Im Leberhilus fallen breite, echofreie, tubuläre Strukturen auf, die sich in den Bauchraum fortsetzen und erweiterten extra- und intrahepatischen Gallenwegen entsprechen. Es lag in diesem Fall, wie die anschließende perkutane transhepatische Cholangiographie zeigte, eine peripher gelegene Abflußbehinderung des Duktus choledochus in Höhe der Einmündung in das Duodenum vor. Nicht erweiterte Gallengänge sind im Kindesalter sonographisch kaum zu sehen.

Wenn man den Schallkopf parallel zur Körperachse etwas weiter nach kranial auf die Grenzregion zwischen Abdomen und Thoraxraum setzt, kann man, wie in Abb. 77 demonstriert, auch einen

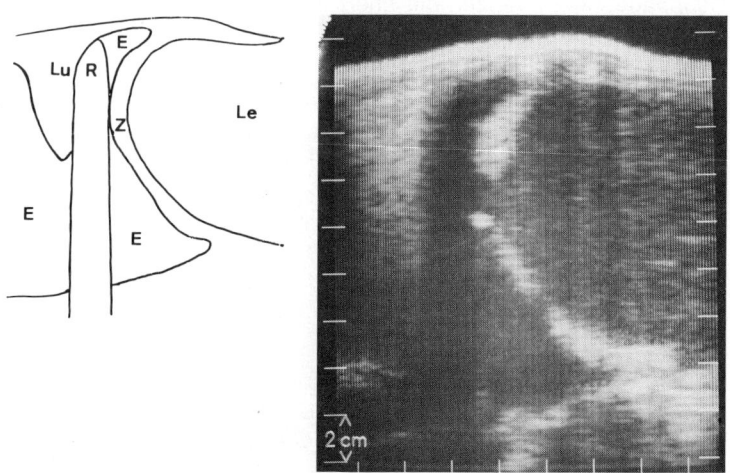

Abb. 77: Längsschnitt ventral, in Höhe der Medioklavikularlinie über dem Zwerchfell, Pleuraerguß rechts; E = Erguß, Lu = Lunge, Z = Zwerchfell, Le = Leber, R = Schallschatten einer Rippe.

Pleuraerguß nachweisen. Die sichelförmige Reflexzone des rechten Zwerchfelles in Bildmitte dient als Leitlinie. Rechts von ihr liegt die Leber, links zeigt sich, von einem Rippenschatten teilweise verdeckt, eine Flüssigkeitsansammlung in der Lunge im Rahmen einer Herzinsuffizienz mit Stauung im kleinen Kreislauf. Diese Schnittführung eignet sich in Verbindung mit dem Rippenbogenrandschnitt rechts und links (Abb. 69 und 70) auch zur Erfassung von subpulmonalen Ergüssen und subphrenischen Abszessen.

2.3.6.2 Milzregion

Die sonographische Untersuchung der Milz dient hauptsächlich der Größenbestimmung des Organs im Rahmen von Systemerkrankungen sowie dem Nachweis von Zysten und traumatisch entstandenen Hämatomen. Nicht selten findet man in letzter Zeit bei Kleinkindern die Zeichen einer portalen Hypertension infolge Nabelvenenkatheterismus in der Neugeborenenphase. Die in der Abb. 78 gezeigte, längs geschnittene Milz ist sehr stark vergrößert (etwa 12 cm), die im Milzhilus gelegene Milzvene proximal dilatiert. Das Kind fiel im Alter von 5 Jahren klinisch durch Nasenbluten, Thrombozytopenie, Splenomegalie und verstärkte Venenzeichnung über dem Thorax auf. Röntgenologisch konnten im Ösophagogramm Varizen gesichert werden, die auch im Magenfundus-Bereich nachzuweisen waren.

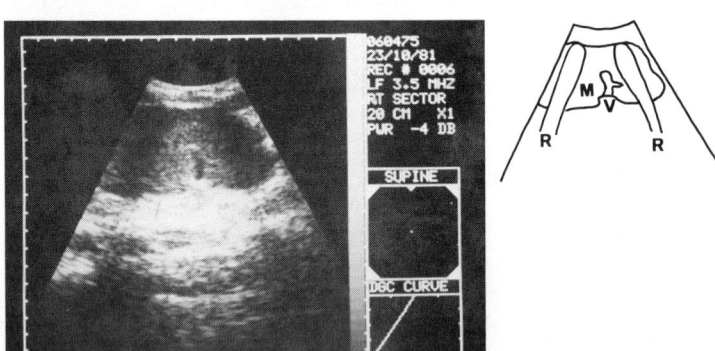

Abb. 78: Längsschnitt links seitlich über der Flanke, Splenomegalie mit Milzvenenthrombose; M = Milz, R = Schallschatten zweier Rippen.

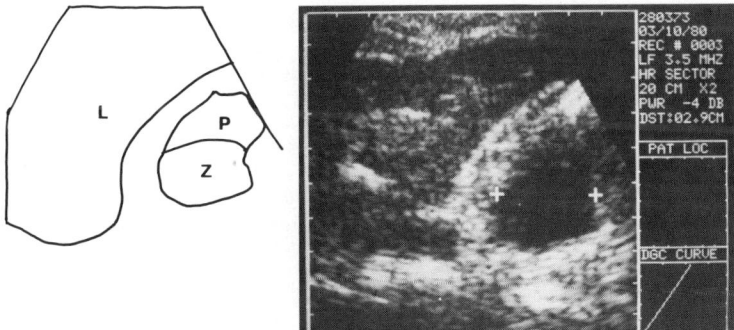

Abb. 79: Längsschnitt ventral, paramedian rechts, Pankreaspseudozyste nach Trauma; L = Leber, P = Pankreas, Z = Pseudozyste.

2.3.6.3 Pankreasregion

Während es im Erwachsenenalter sonographisch überwiegend um die Differenzierung der akuten und chronischen Pankreatitis sowie um die Fahndung nach karzinomatösen Veränderungen der Bauchspeicheldrüse geht, wird im Kindesalter am häufigsten nach traumatischen Läsionen des Pankreas bei stumpfen Oberbauchverletzungen gesucht. Auf der Abb. 79 ist in einem paramedianen Längsschnitt eine Pankreaspseudozyste zu erkennen, die nach einem Sturz vom Fahrrad im Rahmen eines stumpfen Oberbauchtraumas entstanden war und sich unter konservativer Behandlung zurückbildete.

2.3.6.4 Gefäßregion des Oberbauches

Auch die sonographische Untersuchung der Gefäßregion des Oberbauches hat bei Kindern nicht die Bedeutung, die ihr bei den Erwachsenen zukommt. In erster Linie ist bei Tumoren des Bauchraumes die Frage zu beantworten, inwieweit größere arterielle oder venöse Gefäße mitbetroffen sind. Beispielsweise zeigt die Abb. 80 in einem Oberbauchquerschnitt links im Bild unterhalb der Leber ein ausgedehntes Nebennierenkarzinom, das die Vena cava nach rechts vor die Wirbelsäule verdrängte und auch etwas komprimierte, wodurch eine distale Gefäßerweiterung zustande kam. Ein Einbruch des Tumors in die untere Hohlvene war

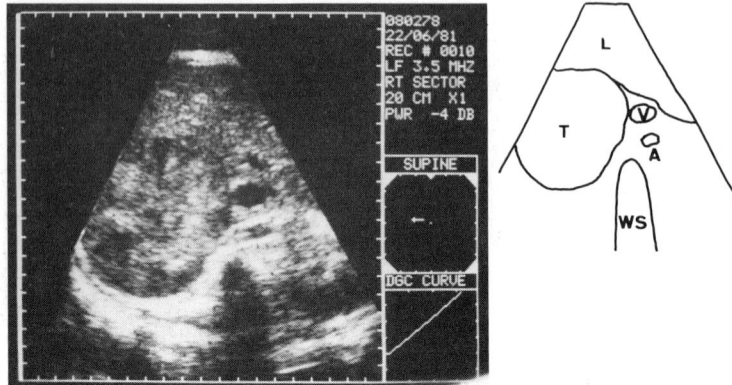

Abb. 80: Oberbauchquerschnitt ventral, Nebennieren-Karzinom mit Verlagerung der unteren Hohlvene; L = Leber, T = Nebennierentumor, V = Vena cava inferior, A = Aorta, WS = Schallschatten der Wirbelsäule.

---

nicht nachzuweisen. Gelegentlich können physiologische Varianten am Abgang der Verzweigungen der Bauchaorta beobachtet werden, die für etwaige nachfolgende angiographische Untersuchungen von Bedeutung sein können. Der Nachweis von paraaortalen Lymphknotenvergrößerungen trägt zur genaueren Klassifizierung von Systemerkrankungen bei und hat eine wesentliche Bedeutung für die Therapie.

2.3.6.5 Darmregion

Anders als bei der sonographischen Untersuchung der parenchymatösen Oberbauchorgane, bei der gelegentlich knöcherne Strukturen und auch Darmluft in der Umgebung des Pankreas störend wirken, ist die sonographische Darstellung der Darmregion des Mittel- und Unterbauches im allgemeinen sehr stark durch Schallreflexionen beeinträchtigt. Trotzdem gelingt es immer wieder, nicht nur im Zusammenhang mit hinweisenden klinischen Symptomen, sondern auch in der Vorfelddiagnostik bei uncharakteristischen Beschwerden auffällige Ultraschallbefunde auch in der Darmregion zu erheben, die sich durch weiterführende Untersuchungen bestätigen oder präzisieren lassen und somit über eine schnelle Diagnosestellung und eine frühzeitige Therapie dem Patienten von Nutzen sind.

In letzter Zeit erschienen mehrere Berichte über sonographische Befunde bei der hypertrophen Pylorusstenose. Manche Autoren sind dazu übergegangen, ganz auf eine röntgenologische Untersuchung zu verzichten. Dies scheint jedoch etwas überzogen, zumal Magenausgangsobstruktionen nicht nur funktionell, sondern auch anatomisch (Membran, echte Stenose) bedingt sein können und dann ein anderes operatives Vorgehen erfordern. Hinweisend auf eine Behinderung der Magenentleerung kann einmal der sonographisch leicht darzustellende, vergrößerte und flüssigkeitsgefüllte Magen sein. Im „Schallschatten" der Leber kann aber auch der verdickte Pylorusmuskel als rundlicher, echoarmer Wulst im Quer- oder Schrägschnitt paravertebral gesehen werden (Abb. 81). Ähnlich kann sich auch der sogenannte Invaginattumor bei der am häufigsten anzutreffenden ileokolischen Form der Invagination präsentieren. Als sonographisch typisch wird das „konzentrische Ringzeichen" angesehen. Dabei handelt es sich um die verdickten Darmwände, die ineinander geschoben sind.

Flüssigkeitsgefüllte und dilatierte Darmschlingen sind, auch im Rahmen der pränatalen Diagnostik, wichtige sonographische Hinweiszeichen auf Atresien im Magen-Darm-Trakt; mehr zystische Formationen lassen Darmduplikaturen vermuten.

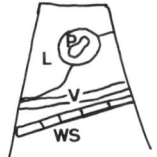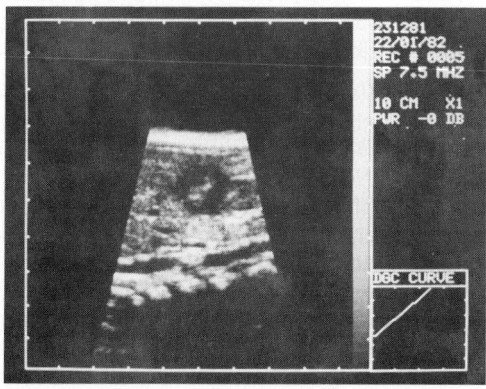

Abb. 81: Längsschnitt ventral, paramedian rechts, hypertrophe Pylorusstenose; P = Pylorusmuskel, L = Leber, V = Vena cava inferior, WS = Schallschatten der Wirbelsäule.

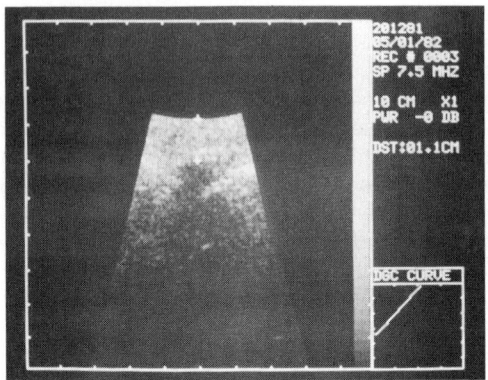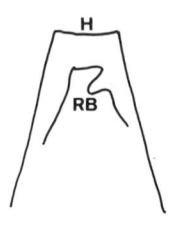

Abb. 82: Längsschnitt über der Analregion, tiefe Analatresie; H = Hautoberfläche über dem Analgrübchen, RB = Rektumblindsack. Distanz H : RB = 1,1 cm.

Bei der rektoanalen Agenesie muß für das weitere Vorgehen die Frage nach einem hohen, intermediären oder tiefen Darmverschluß beantwortet werden. Die Sonographie bietet hierzu auch eine Möglichkeit, wenngleich man sicher noch einige Zeit und Erfahrung benötigt, um den Wert dieser Methode herauszuarbeiten. Die Abb. 82 zeigt einen Längsschnitt durch die Analregion in Höhe des Analgrübchens. Wie im Bild ausgedruckt, betrug die Strecke zwischen Hautoberfläche und Rektumblindsack 1,1 cm, es handelte sich um eine tiefe Form der Rektumatresie.

Bei der Differenzierung von Tumoren der Darmregion kann die Ultraschalluntersuchung Aussagen zur Lokalisation des Prozesses und zur Art der Geschwulst machen und die Frage beantworten, inwieweit Nachbarorgane mitbetroffen sind. Die Abb. 83, ein sonographischer Längsschnitt von dorsal in Höhe der linken Niere, zeigt in der unteren Bildhälfte einen polyzyklisch begrenzten Tumor unterschiedlicher Echogenität, der sich als vom Mesenterium ausgehendes Hämangiom entpuppte. Vom sonographischen Befund her konnte man die Aussage machen, daß der Tumor nicht vom Retroperitonealraum ausging und soliden Charakter hatte. Die Blasenregion war frei und klar abzutrennen; der Patient war ein Junge, ein Adnextumor kam nicht in Frage. Im Kolonkontrasteinlauf zeigt sich ein nach kranial verdrängtes Querkolon und eine konstante Impression im Sigmabereich.

Von größerer klinischer Bedeutung ist der Nachweis entzündlicher Veränderungen im Darmbereich. Da im Kindesalter die Häufigkeit der Enteritis regionalis Crohn zunimmt und auf Grund der in den letzten Jahren gemachten Erfahrungen auch frühzeitiger die Diagnose gestellt wird, häufen sich auch in der Pädiatrie sonographische Befunde bei dieser Erkrankung. Auf der Abb. 84 findet sich bei einem Unterbauchlängsschnitt von ventral im oberen

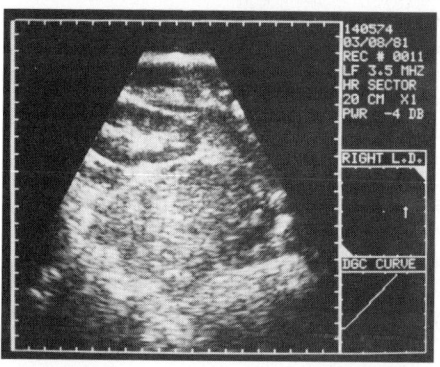
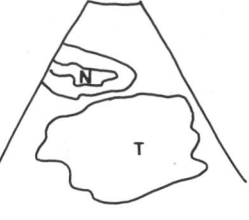

Abb. 83: Längsschnitt dorsal, über der linken Niere, mesenteriales Hämangiom; N = linke Niere, T = Tumor (Hämangiom).

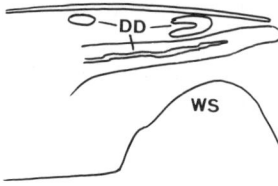
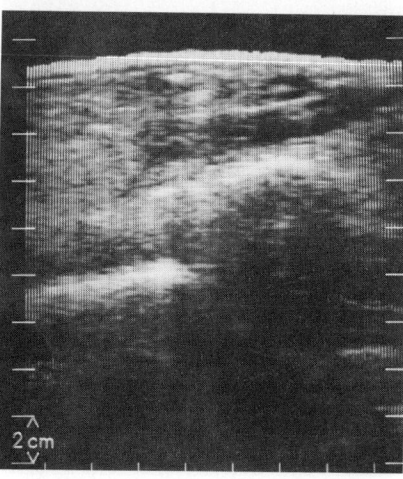

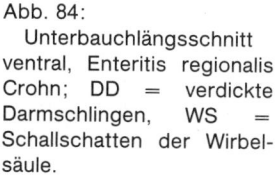

Abb. 84:
Unterbauchlängsschnitt ventral, Enteritis regionalis Crohn; DD = verdickte Darmschlingen, WS = Schallschatten der Wirbelsäule.

Bilddrittel ein verdicktes Darmsegment mit engem Lumen. Direkt darüber projiziert sich quer geschnitten eine Darmschlinge mit ebenfalls verdickter Darmwand. Die anschließende Magen-Darm-Passage bestätigte die Vermutungsdiagnose Crohn und deckte einen massiven Dünndarmbefall auf.

Im Zusammenhang mit Laparotomien wird die Sonographie vorzugsweise beim Verdacht auf Bauchdecken-, Schlingen- oder Douglasabszesse eingesetzt. Sie hilft mitzuentscheiden, ob erneut operiert werden muß oder konservativ weiterbehandelt werden kann. Bei einem 2jährigen Jungen fiel nach der Operation einer perforierten Appendix mit eitriger Peritonitis im linken Oberbauch der in Abb. 85 angeschnittene Schlingenabszeß auf. Bei weiteren Kontrolluntersuchungen konnte beobachtet werden, wie sich dieser Befund unter konservativer Behandlung zurückbildete.

Aszites läßt sich mit dem Ultraschall etwa ab einer Menge von 50 ml nachweisen. Man findet in der Umgebung der parenchymatösen Organe, z. B. zwischen der Leber und der rechten Niere, sichelförmige, echofreie Bezirke, die ihre Form bei Lagewechsel des Patienten ändern. Charakteristisch ist auch das Bild des Aszites zwischen Darmschlingen (Abb. 86) und in der Umgebung der Blase und des Rektum.

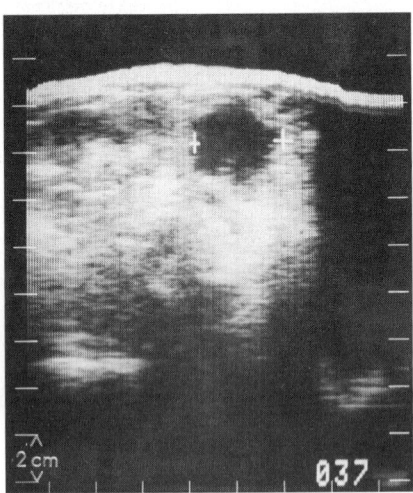
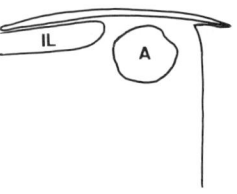

Abb. 85:
Querschnitt ventral, über dem linken Oberbauch, Schlingenabszeß nach Operation einer perforierten Appendix; IL = linker Leberlappen, A = Abszeß.

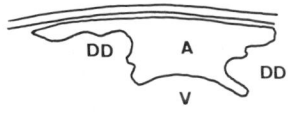

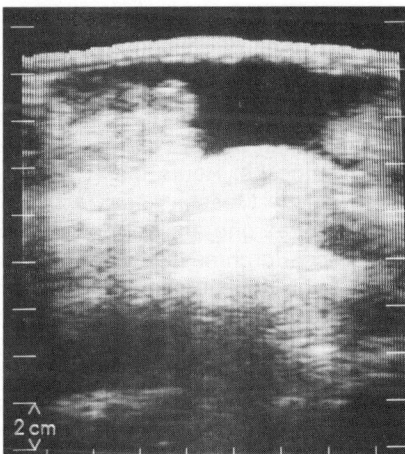

Abb. 86:
Unterbauchquerschnitt ventral, Aszites; DD = Dünndarmschlingen, A = Aszites, V = Schallverstärkung.

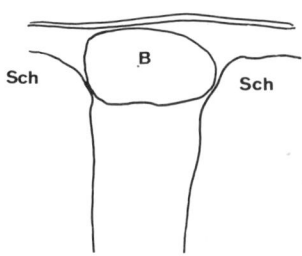

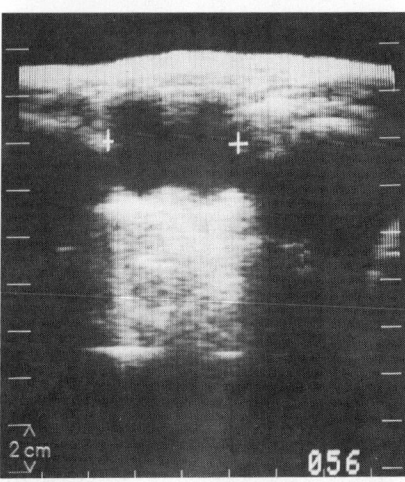

Abb. 87:
Querschnitt ventral, über der Blase, Markierung des Blasenquerdurchmessers mit Kreuzen; B = Blase, Sch = Schallschatten der Schambeine.

2.3.6.6 Blasenregion

Bei der Untersuchung der Blasenregion geht es im Kindesalter sehr häufig um die Bestimmung des Restharnes. Blasenentleerungsstörungen werden bei Kindern meistens durch Spaltbildungen der Wirbelsäule hervorgerufen. Selten ist eine entzündliche, degenerative oder traumatische Rückenmarksläsion dafür verantwortlich. Hinzu kommen Dyssynergien des Blasenauslaßmechanismus psychogener Natur.

Die Bestimmung des Restharnes war früher nur durch wiederholte Blasenkatheterisierung und radiologische Untersuchungsverfahren möglich. Heute bietet sich die Sonographie als Methode der Wahl zur Messung der Restharnmenge und zur Kontrolle der Blasenentleerung an. Bei der Untersuchung der Blase im Quer- und Längsdurchmesser gewinnt man, wie in den Abb. 87, 88 und 89 gezeigt, drei Durchmesser, die direkt in das Schnittbild eingeblendet und damit dokumentiert werden können. Über die Formel für das Volumen des dreiachsigen Ellipsoides kann die Restharnmenge in ml ermittelt werden (Harnblasenlänge $\times$ -tiefe $\times$ -breite $\times$ 0,523). Bei geübter Untersuchungstechnik lassen sich für die jeweils einzuschlagende Therapie verläßliche Mengenangaben machen.

Zur Durchführung einer Blasenpunktion aus diagnostischen Gründen bietet sich zur genaueren Lokalisation der Blase und zur Feststellung des augenblicklichen Füllungszustandes gerade bei Säuglingen und jungen Kleinkindern ebenfalls die Sonographie an.

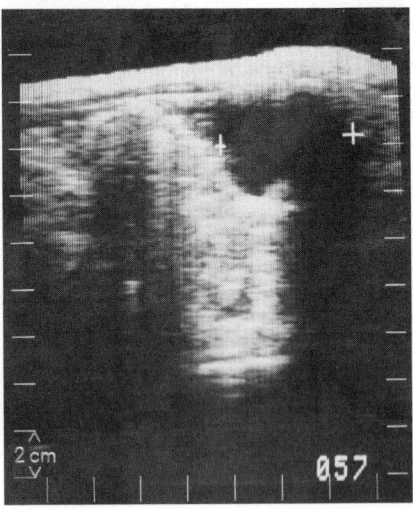
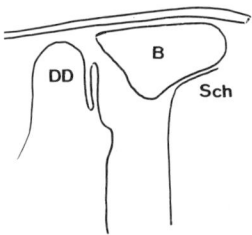

Abb. 88:
Längsschnitt ventral, über der Blase, Markierung der Blasenhöhe durch Kreuze; B = Blase, DD = Schallschatten von Dünndarmschlingen, Sch = Schallschatten der Symphysenregion.

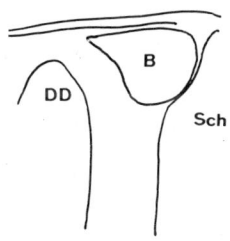

Abb. 89:
Längsschnitt ventral, über der Blase, Markierung der Blasentiefe mit Kreuzen; B = Blase, DD = Schallschatten von Dünndarmschlingen, Sch = Schallschatten der Symphysenregion.

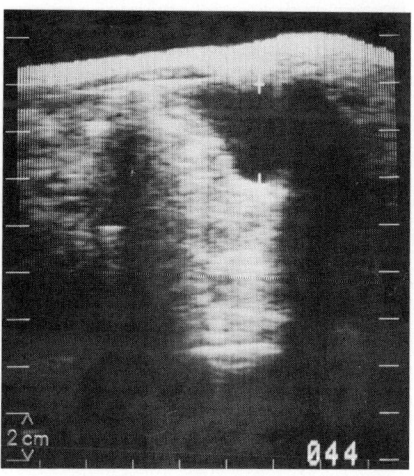

Gelegentlich besteht bei entsprechender klinischer Symptomatik der Verdacht auf intra- oder prävesicale Konkremente bzw. Fremdkörper in der Blase. Auch in diesen Fällen ist das Ultraschallverfahren eine ausgezeichnete Methode, um hydronephrotisch erweiterten und geschlängelten Ureteren bei einer Uretermündungsstenose auf die Spur zu kommen (Abb. 90 und 91).

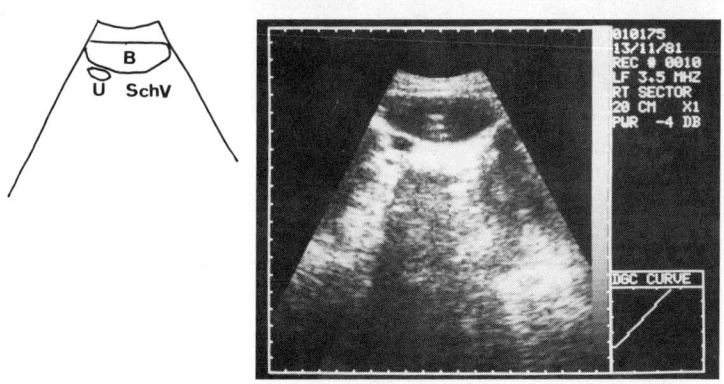

Abb. 90: Unterbauchquerschnitt in Höhe der Blase, Megaureter rechts paravesical; B = Blase, U = erweiterter Ureter, SchV = Schallverstärkung hinter der Blasenregion.

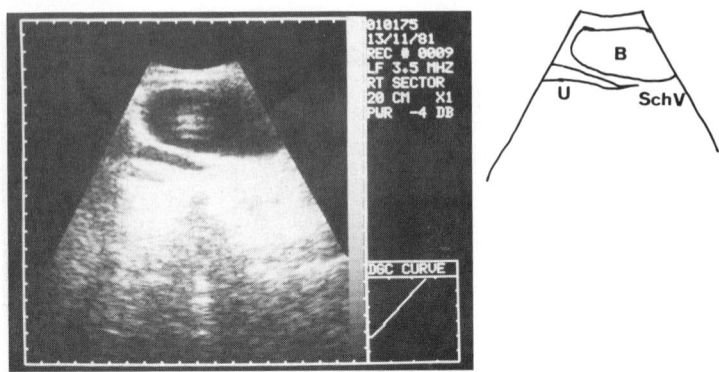

Abb. 91: Unterbauchlängsschnitt über der Blase, Megaureter paravesical;
B = Blase, U = erweiterter Ureter, SchV = Schallverstärkung hinter der
Blasenregion.

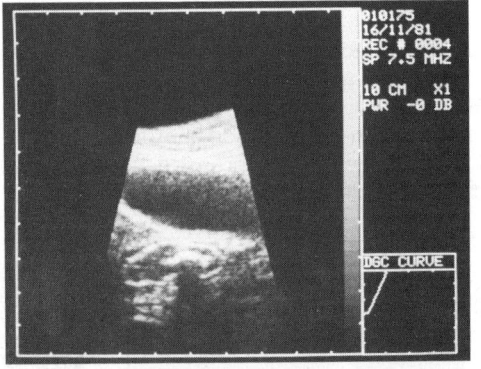
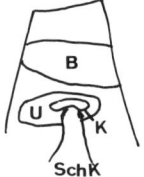

Abb. 92: Unterbauchquerschnitt über der Blase in Höhe des rechten Ure-
terostiums, Harnleiterstein prävesical rechts; B = Blase, U = erweiterter
Ureter rechts, K = Konkrement, SchK = Schallschatten durch Konkrement im Harnleiter.

Mit Schallköpfen hoher Frequenz und dadurch bedingter guter
Auflösung können auch prävesical gelegene Konkremente erfaßt
werden, wie das in der Abb. 92 demonstriert wird. Man sieht unterhalb der etwas schräg angeschnittenen Harnblase einen kom-
maförmigen hellen Reflex mit nachfolgendem Schallschatten, der

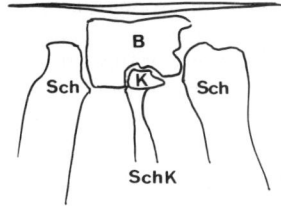

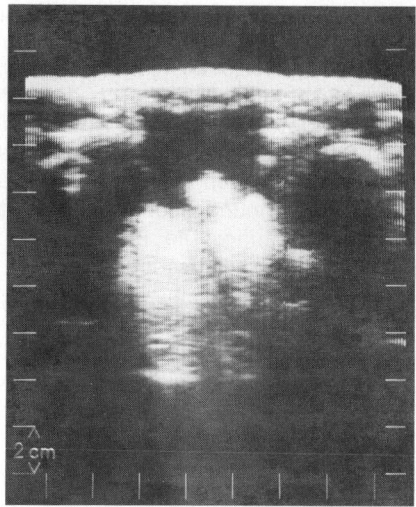

Abb. 93:
Unterbauchquerschnitt
über der Blase, Blasenstein;
B = Blase, K = Konkrement, SchK = Schallschatten durch Blasenstein, Sch
= Schallschatten durch
Schambeinregion.

einem tief gelegenen Ureterstein entsprach und von dem entzündlich verdickten Uretersegment umgeben ist. Die Abb. 93 zeigt im Unterbauchquerschnitt einen intravesical gelegenen Stein.

Auch zystische Veränderungen und Tumoren der Adnexe lassen sich sonographisch gut lokalisieren, vor allem dann, wenn die Untersuchung bei gefüllter Harnblase durchgeführt wird.

2.4 Echoenzephalographie

2.4.1 Einführung

Die technische Entwicklung der sonographischen Untersuchungsgeräte, in erster Linie die Möglichkeit eines hochauflösenden schnellen B-Bildes, erlaubt nicht nur die Darstellung der Organe des Bauchraumes und des Thorax, soweit diese dem Ultraschall zugänglich sind. Das noch wenig mineralisierte Schädeldach des Neugeborenen und jungen Säuglings führt noch nicht zur vollständigen Reflexion der Schallwellen, so daß sonographische Untersuchungen des Hirnschädels innerhalb des ersten Lebensjahres gut möglich sind und in der gleichen Schnittführung wie bei der Computer-Tomographie durchgeführt werden. Die verbesserte Sector-scan-Technik bietet zusätzlich einen Blick durch die große Fontanelle und Schädelnähte, sofern diese weit genug sind. Die Untersuchung des Hirnschädels im koronaren und sagittalen Schnitt hat sich deshalb in letzter Zeit durchgesetzt und eine weite Verbreitung gefunden. Ihre Bedeutung liegt vor allem in der Früherkennung neurologischer Störungen sowie in der Verlaufsbeobachtung. Die Indikationen zur Echoenzephalographie sind in der Tab. 4 zusammengefaßt.

Tab. 4: Indikationen zur Echoenzephalographie

1- Hydrozephalus
2- Intrakranielle Flüssigkeitsansammlungen wie Hämatome, Subduralergüsse
3- Intrakranielle Zysten und Tumoren
4- Hirnmißbildungen
5- Gefäßveränderungen

Gegenüber der Computer-Tomographie des Schädels ergeben sich neben den in Kapitel 2.1 geschilderten Vorteilen der Ultraschallmethode als solcher folgende Vorzüge:

1. Die Untersuchung kann ohne sedierende Maßnahmen direkt auf der Neugeborenenstation durchgeführt und entsprechende weiterführende diagnostische und therapeutische Maßnahmen sofort veranlaßt werden.

2. Das Real-time- oder schnelle B-Bild ermöglicht auch die Beobachtung größerer intrazerebraler Gefäße und läßt Rückschlüsse auf Gefäßmißbildungen oder Gefäßkompressionen durch Hirnödem zu. Inwieweit Doppler-sonographische Analysen möglich und zuverlässig reproduzierbar sein werden, ist im Moment noch Gegenstand der Diskussion.

3. Die sonographische Schnittführung ist variabler, d. h. neben dem von der CT her geläufigen horizontalen und gelegentlich koronaren Schnitt sind Schnittbilder in sagittaler Richtung möglich. Daneben kann der Schallkopf in weitere Ebenen geschwenkt werden.

4. Das Auflösungsvermögen moderner Ultraschallgeräte liegt teilweise über dem der CT, so daß z. B. auch diffuse intrazerebrale Blutungen gesehen werden können.

Nachteilig ist, daß sonographische Untersuchungen am Hirnschädel aus physikalischen Gründen auf die ersten Lebensmonate beschränkt sind, daß über die feine Dichtedifferenzierung der CT kleine Tumoren, Verkalkungen und Hirnödeme sicherer erkannt werden und daß der Blick in das Schädelinnere nur einem Sektor entspricht und Hirnareale der Parietalregion direkt unter der Schädelkalotte nicht eingesehen werden können. Trotzdem läßt sich daraus die berechtigte Forderung ableiten, bei der geringsten neurologischen Symptomatik eines Kindes innerhalb des ersten Lebensjahres, insbesondere bei sogenannten Risikokindern, noch vor einer computertomographischen eine sonographische Untersuchung des Hirnschädels durchzuführen.

2.4.2 Koronarschnitt durch die große Fontanelle mit klinischen Beispielen

Wie in der Abb. 94 erläutert, wird der Schallkopf parallel zur Koronarnaht auf die große Fontanelle gesetzt. Bei nahezu senkrechtem Einfall der Schallwellen entsteht ein Schnitt durch die Region der Seitenventrikel und der ventralen Anteile der Unterhörner. Man sieht in fronto-occipitaler Richtung auf die Schnittebene. Die Abb. 95 zeigt schmale, normal große und regelmäßig konturierte Seitenventrikel; zwischen ihnen liegt eine rundliche, echofreie Formation, die ein Cavum septi pellucidi darstellt und bei Früh- und Neugeborenen nicht selten als physiologische Variante zu beobachten ist. Differentialdiagnostisch sind von diesem Befund weiter dorsal gelegene Hohlräume in Verbindung mit dem Balkenmangel zu trennen. An der Basis der Seitenventrikel in der Ge-

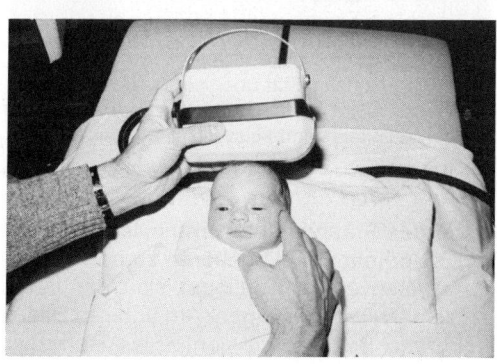

Abb. 94:
Frontalschnitt über der großen Fontanelle parallel zur Koronarnaht.

131

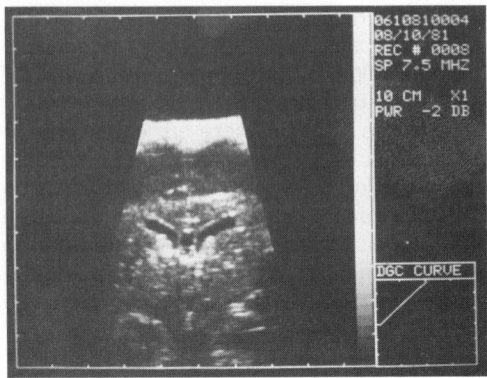 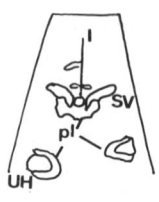

Abb. 95: Koronarschnitt über der großen Fontanelle, Normalbefund; I = Interhemisphärenspalt, SV = Seitenventrikel links, Pl = Plexus chorioidei, UH = Unterhornregion; nebenbefundlich kleines cavum septi pellucidi zwischen den Seitenventrikeln.

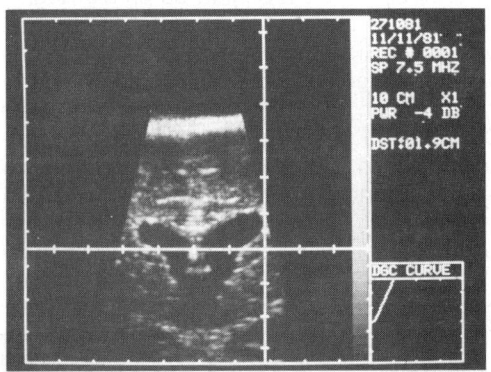 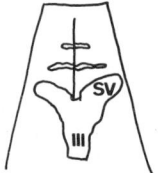

Abb. 96: Frontalschnitt über der großen Fontanelle in Höhe des Foramen interventriculare Monroi, leichtgradiger Hydrozephalus; Breite des etwas größeren linken Ventrikelsystems 1,9 cm (SV), III = 3. Ventrikel.

gend des Foramen interventriculare Monroi sind helle Reflexbänder zu erkennen. Sie gehören zu den Plexus chorioidei. Oberhalb der Seitenventrikel befindet sich der Interhemisphärenspalt mit einzelnen Hirnwindungen. Am unteren Bildrand liegen zwei runde, echofreie Bezirke, die von hellen Reflexsäumen gegenüber der umgebenden Hirnsubstanz abgetrennt sind und den ventralen Anteilen der Unterhörner angehören.

Wird der Schallkopf etwas nach ventral geschwenkt, kann die Region des dritten Ventrikels und die Gegend des Foramen interventriculare Monroi beobachtet werden. Die Abb. 96 zeigt einen solchen Schnitt bei einem wenige Tage alten Frühgeborenen, bei dem ein leichtgradiger Hydrozephalus vorliegt. Die Distanz der Seitenventrikelwand links von der Mittellinie betrug 1,9 cm. Der linke Seitenventrikel ist etwas mehr dilatiert und verplumpt als der rechte. Dies kommt auch auf der Abb. 97 zum Ausdruck, die bei noch etwas weiter nach ventral geschwenktem Schallkopf einen Blick in die Hinter- und Unterhornregion zeigt. Die hellen, wurstförmigen Reflexe beiderseits sind wiederum angeschnittene Plexus chorioidei.

Die Abb. 98 wurde mit einem Schallkopf geringerer Frequenz (3,5 MHz) und daher auch größerer Eindringtiefe aufgenommen. Der Bildausschnitt ist umfangreicher, die Detailerkennbarkeit etwas reduziert. Bei dem Patienten, einem 6 Monate alten Säugling, war wegen eines ausgedehnten Hydrozephalus ein Entlastungsventil implantiert worden. Es kam danach, wie die Abbildung zeigt, zu einem Kollaps des Ventrikelsystems. Die verschmälerten Gyri und relativ groben Sulci weisen auf eine Druckatrophie der Hirnsub-

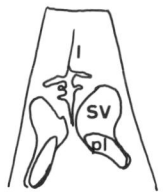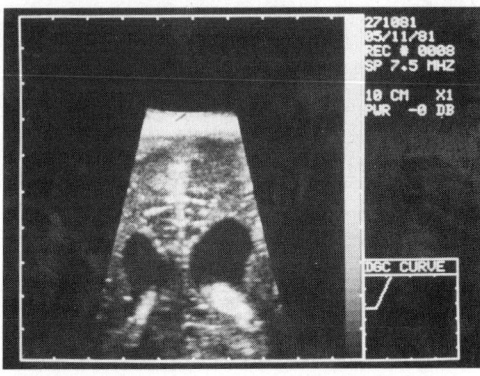

Abb. 97: Frontalschnitt über der großen Fontanelle mit Darstellung der Unter- und Hinterhornregion des gleichen Patienten wie in Abb. 96; I = Interhemisphärenspalt, SV = Seitenventrikel links, Pl = Plexus chorioideus der Unterhornregion, leichtgradiger Hydrozephalus.

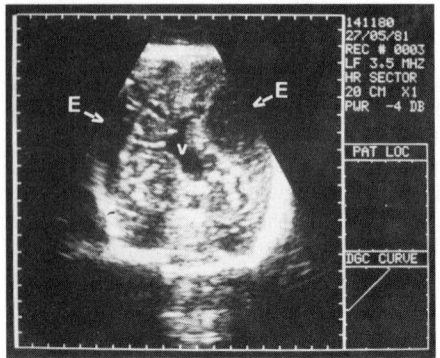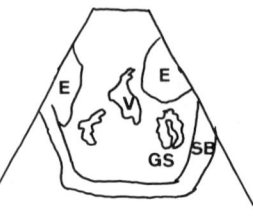

Abb. 98: Frontalschnitt über der großen Fontanelle nach Ventilimplantation wegen Hydrozephalus, Subduralergüsse beiderseits, Hirnatrophie, kollabiertes Ventrikelsystem; E = Erguß, V = Ventrikelsystem, GS = markante Gyri und breite Sulci, SB = Schädelbasis.

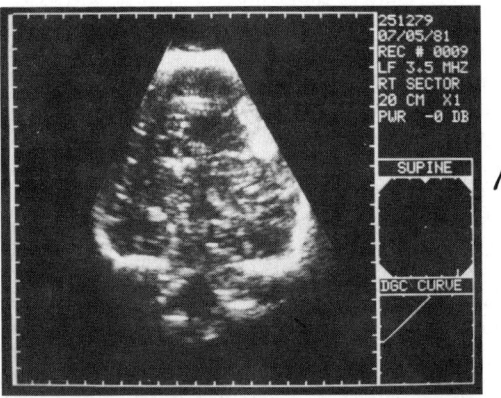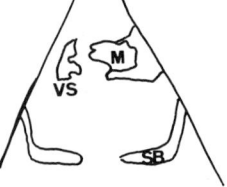

Abb. 99: Frontalschnitt in Höhe der Parietalregion, intracerebrale Metastase bei disseminiertem Neuroblastom; M = Metastase, VS = verlagertes Ventrikelsystem. SB = Schädelbasis.

stanz hin; außerdem entstanden beiderseits postoperativ Subduralergüsse. Diese Abbildung verdeutlicht auch die eingangs erwähnte Problematik: Die Parietalregionen direkt unter der Kalotte sind teilweise nicht einzusehen. Dadurch können kleinere Ergüsse, Hämatome oder auch Tumoren ohne Verlagerungssymptomatik nicht erkannt werden.

Auf der Abb. 99 ist in die linke Hemisphäre eine Neuroblastommetastase eingebrochen und hat das Ventrikelsystem zur rechten Seite hin abgedrängt. Der Tumor zeigte sonographisch Verkalkungen und zystisch-nekrotische Bezirke, die sich computertomographisch bestätigten.

Blutungen in die Ventrikel oder periventrikuläre Region lassen sich sehr gut darstellen, da man hier wieder mit Schallköpfen höherer Frequenz arbeiten kann. Auf der Abb. 100 sind diffuse Plexus- und Marklagerblutungen, teilweise mit kleinen porenzephalen Zysten zu sehen. Es handelte sich um ein Frühgeborenes mit Atemnotsyndrom. Der Koronarschnitt zeigt außerdem einen beginnenden Hydrozephalus.

Man ist immer wieder erstaunt, mit welcher diskreten Symptomatik massive Hirnbefunde einhergehen. Der Koronarschnitt der Abb. 101 stammt von einem 6 Monate alten Säugling, bei dem eine etwas nach links ausladende Fontanelle und eine leichte zentrale Koordinationsstörung klinisch aufgefallen waren. Im Echoenzephalogramm sieht man links eine große zystische Formation, die über die Mittellinie nach rechts reicht und das Ventrikelsystem und die rechte Hemisphäre komprimiert. Dieser Befund konnte ätiologisch über die CT nicht weiter geklärt werden; angiogra-

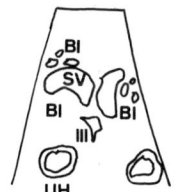
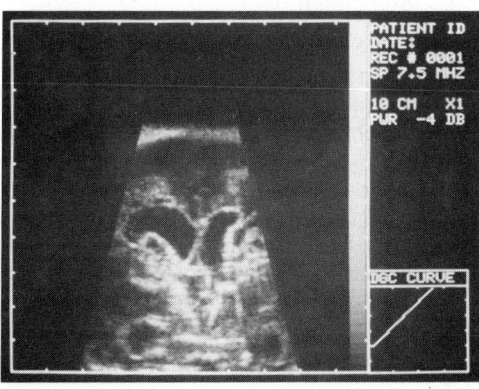

Abb. 100: Frontalschnitt durch die große Fontanelle in Höhe des 3. Ventrikels; diffuse subependymale und Marklagerblutungen bei einem Frühgeborenen; Bl = Blutung, SV = Seitenventrikel hydrozephal erweitert, III = 3. Ventrikel, UH = Unterhornregion.

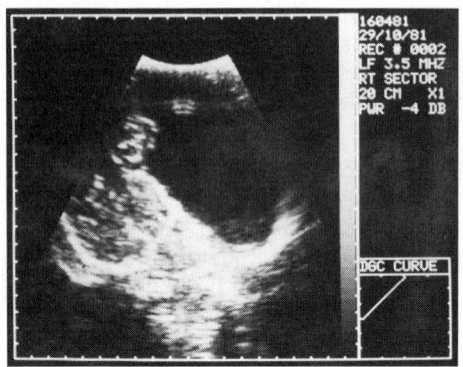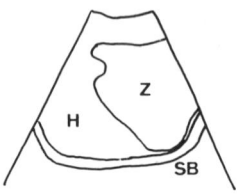

Abb. 101: Frontalschnitt in Höhe der großen Fontanelle, große Hirnzyste im Bereich der linken Hemisphäre; Z = Zyste, H = Hirnsubstanz, SB = Schädelbasis.

phisch zeigte sich jedoch ein Verschluß der A. cerebri media, der offensichtlich zu einer Erweiterung und zystischen Umwandlung ihres ehemaligen Versorgungsgebietes führte und die übrige Hirnsubstanz verdrängte.

2.4.3 Sagittalschnitt durch die große Fontanelle mit klinischen Beispielen

Bei dieser Schnittführung wird entsprechend der Abb. 102 der Schallkopf parallel zur Sagittalnaht aufgesetzt und die Schnittebene sozusagen von parietal aus beobachtet. Die Abb. 103 zeigt in der Übersicht, die Abb. 104 im Detail die Strukturen der Balkenregion, des 3. Ventrikels, des Aquädukts, des 4. Ventrikels, des Kleinhirns, der Ponsregion und der Schädelbasis. Bemerkenswert ist die eindrucksvolle Darstellung der Hirnsubstanz auf der Abb. 104. In der Abb. 105 ist der Schallkopf etwas nach der rechten Seite gekippt, so daß der linke Seitenventrikel mit teilweise angeschnittenen Plexusformationen zur Darstellung kommt. Die gleiche Schnittführung zeigt auch die Abb. 106, auf der neben einem Hydrozephalus diffuse Plexus- und Marklagerblutungen zu sehen sind.

Schnittführungen in Horizontalrichtung gleichen denen der cerebralen Computer-Tomographie und sollen deswegen hier nicht näher abgehandelt werden.

Abb. 102:
Sagittalschnitt durch
die große Fontanelle
parallel zur Sagittal-
naht.

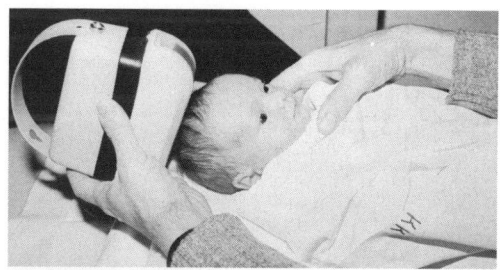

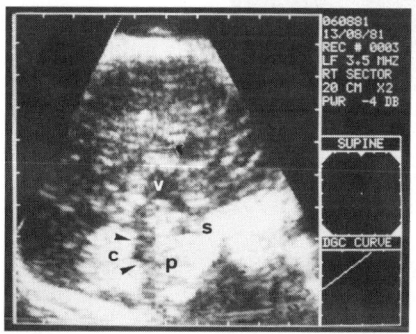

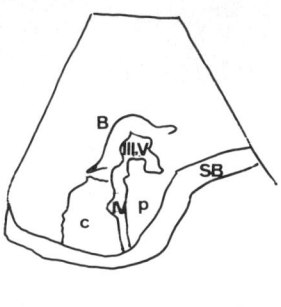

Abb. 103: Sagittalschnitt über der Balkenregion, Normalbefund; B = Balken, III.V. = 3. Ventrikel, IV = 4. Ventrikel, P = Ponsregion, C = Klein-
hirn, SB = Schädelbasis.

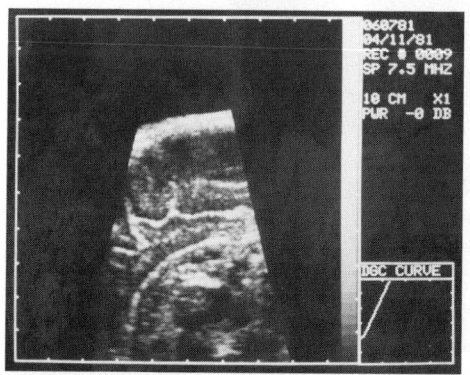

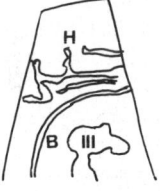

Abb. 104: Sagittalschnitt über etwa der gleichen Region wie in Abb. 103,
hochauflösender Schallkopf (7,5 MHz), Normalbefund; H = Hirnsubstanz,
B = Balken, III = 3. Ventrikel.

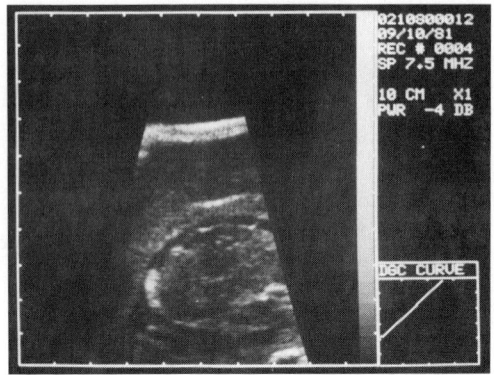 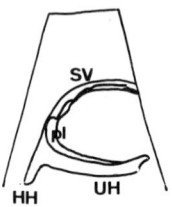

Abb. 105: Sagittalschnitt durch die große Fontanelle über einem Seitenventrikel, Normalbefund; SV = Seitenventrikel, Pl = Plexus chorioideus, UH = Unter-, HH = Hinterhornregion.

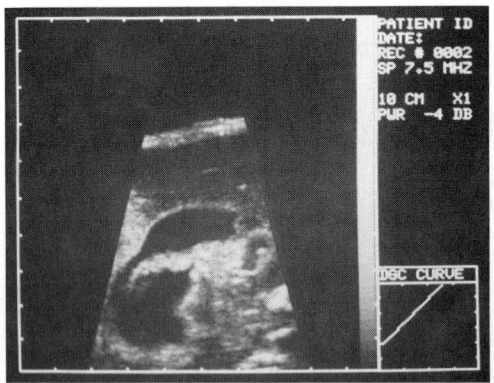 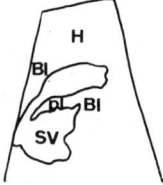

Abb. 106: Sagittalschnitt durch die große Fontanelle über einem hydrozephal erweiterten Seitenventrikel, diffuse subependymale und Marklagerblutungen; H = Hirnsubstanz, Bl = Blutung, Pl = Plexus chorioideus, SV = erweiterter Seitenventrikel.

2.5 Ultraschalldiagnostik oberflächlich gelegener Strukturen

2.5.1 Einführung

Oberflächlich gelegene Krankheitsprozesse sind der Inspektion, Palpation, Auskultation und Transillumination zugänglich. Neben anderen radiologischen Untersuchungsverfahren wird aber auch die Sonographie zur weiteren Differenzierung herangezogen, da mit ihren vielfachen Vorzügen vor allem die Möglichkeit gegeben ist, liquide von soliden Prozessen zu trennen und die Ausdehnung pathologischer Veränderungen näher zu bestimmen. Schon längere Zeit wird daher das Ultraschallverfahren bei Erkrankungen der Schilddrüse, der weiblichen Brustdrüse, des Hodens und der peripheren Gefäße eingesetzt.

Im Kindesalter sind es vorwiegend Lymphknotenveränderungen, Abszesse, Hämatome und Ergüsse, aber auch tumoröse und metastatische Prozesse, die sonographisch näher untersucht werden können. Die Schnittführung richtet sich nach dem zugrundeliegenden Organbezirk und wird jeweils frei gewählt. Sie sollte jedoch zusammen mit anderen physikalischen und technischen Daten auf dem Schnittbild dokumentiert werden, um bei Vergleichsuntersuchungen in etwa gleiche Bedingungen zu schaffen und die diagnostische Aussage zu sichern.

2.5.2 Klinische Beispiele

In der Abb. 107 ist ein Längsschnitt durch die linke Skrotalhälfte eines 3jährigen Jungen dargestellt. Es lag klinisch eine Schwel-

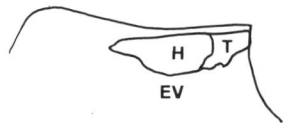

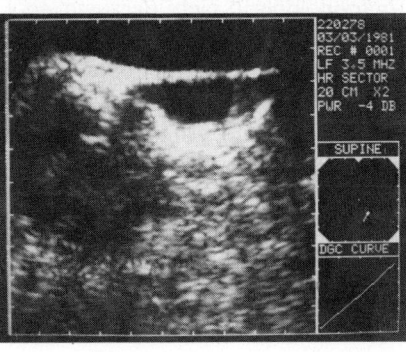

Abb. 107:
Längsschnitt über der linken Hodenregion eines 3jährigen Jungen, Hodenhämatom; H = Hämatom, T = Testis, EV = Echoverstärkung.

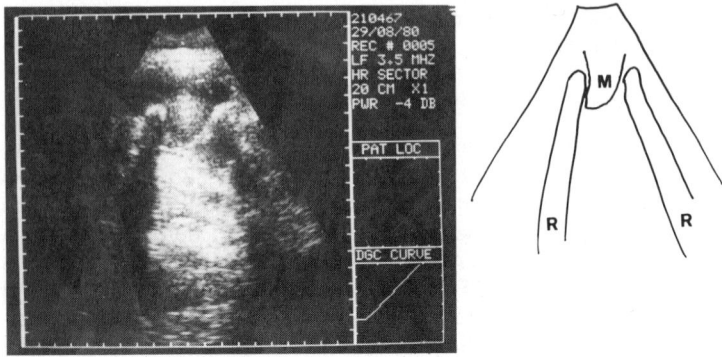

Abb. 108: Querschnitt über dem 10. Intercostalraum eines 13jährigen Mädchens, Metastase eines lympho-epithelialen Tumors; M = Metastase, R = Schallschatten durch Rippen.

lung des livide verfärbten Skrotums vor, die nach Angaben der Eltern im Anschluß an ein Trauma entstanden war. Sonographisch zeigte sich eine echofreie länglich-ovale Formation, die vom benachbarten Hodengewebe getrennt werden konnte und einem frischen Hodenhämatom entsprach.

Im. Gegensatz dazu ist auf der Abb. 108 ein zapfenförmiger, solider Tumor zu erkennen, der sich im dorsalen Längsschnitt zwischen zwei Rippenschatten hindurch nach ventral schiebt. In diesem Fall handelte es sich um die Metastase eines lympho-epithelialen Tumors, die vom Gewebe des Interkostalraumes ausging, röntgenologisch nicht darzustellen war und eventuell nur mit der CT hätte dargestellt werden können.

Die Abb. 109 und 110 stammen von einem knapp 6 Wochen alten Säugling mit einer Osteomyelitis des rechten Oberarmes und Schultergelenkes. Unter der erfolgreichen Therapie zeigte sich nach Abklingen einer deutlichen Weichteilschwellung im Deltoideusgebiet eine prallelastische Resistenz, die zunächst sonographisch weiter differenziert werden sollte. Die Abb. 109 zeigt einen Querschnitt der gleichen Region auf der gesunden Seite. Man erkennt die Hautschicht, einen Schnitt durch den M. deltoideus und durch den Humerus, gekennzeichnet durch einen hellen Reflex mit nachfolgendem, breitem Schallschatten. Im Vergleich dazu liegt auf der erkrankten Seite (Abb. 110) oberhalb des Humerus eine echoarme, ovale, unscharf begrenzte Formation vor. Aufgrund der Vorgeschichte lag die Annahme eines sich organisierenden Abszesses nahe, was sich dann auch durch die Punktion bestätigen ließ.

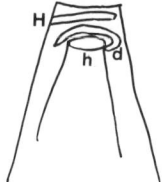
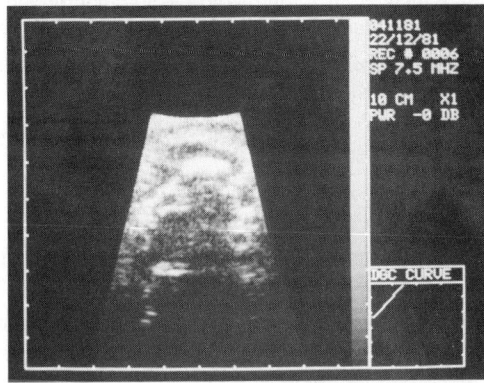

Abb. 109: Querschnitt über dem rechten Oberarm eines 6 Wochen alten Säuglings, Normalbefund; H = Hautschicht, d = M. deltoideus, h = Humerus.

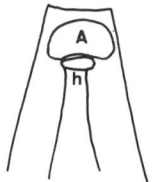
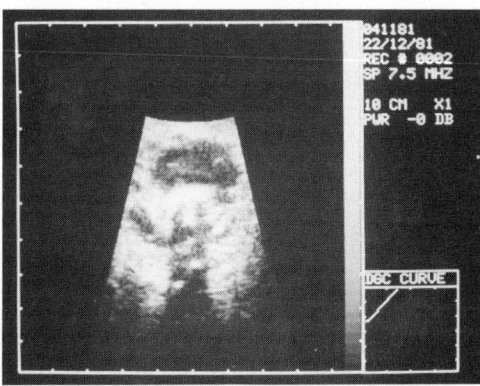

Abb. 110: Querschnitt über der gleichen Region wie in Abb. 109, jetzt auf der erkrankten Seite, Abszeßbildung im Rahmen einer Osteomyelitis; A = Abszeß, h = Humerus.

Literaturangaben

1. *Bliesener, J. A.:* Ultrasonographische Screeninguntersuchung des Schädels bei Risikoneugeborenen; **Röntgen-Bl.** 33 (1980), 626—631

2. *Bliesener, J. A., D. Sperlich:* Der Stellenwert der Ultraschalluntersuchung des Schädels im frühen Kindesalter; **Radiologe** 21 (1981), 527—537

3. *Bliesener, J. A.:* Intrakranielle Veränderungen im Säuglings- und frühen Kindesalter; **Monatsschr. Kinderheilkd.** 129 (1981), 200—215

4. *Bockhorn, J.:* Die zweidimensionale Ultraschall-Echoenzephalographie; **Z. Kinderchir.** 11 (1972), 12—20

5. *Brunn, J., G. Ruff:* Sonographische Zystometrie; **Dt. med. Wschr.** 105 (1980), 1501—1503

6. *Couture, A. et al.:* La coupe transfontanellaire en écho-encéphalographie **Ann. Radiol.** 23 (1980), 649—654

7. *Grant, E. G. et al.:* Real-Time Sonography of the Neonatal and Infant Head; **Amer. J. Roentgenol.** 136 (1981), 265—270

8. *Haber, K. et al.:* Ultrasonic Evaluation of Intracranial Pathology in Infants: A New Technique; **Radiology** 134 (1980), 173—178

9. *Hassler, D.:* Einführung in physikalische und technische Grundlagen der diagnostischen Ultraschallverfahren; **Klinikarzt** 6 (1977), 414—419

10. *Hofmann, V.:* Ultraschalldiagnostik (B-scan) im Kindesalter; Thieme, Leipzig, 1981

11. *Holländer, H.-J.:* Die Ultraschalldiagnostik in der Schwangerschaft; München, Berlin, Wien: Urban und Schwarzenberg, 1972

12. *Hünig, R.:* Ultrasonic diagnosis in Pediatrics; **Pediat. Radiol.** 4 (1976), 108—116, 175—185

13. *Johnson, M. L. et al.:* B-Mode Echoencephalography in the Normal and High Risk Infant; **Amer. J. Roentgenol.** 133 (1979), 375—381

14. *Kaick, G. van, A. Lorenz:* Grundzüge der echographischen Gerätetechnik; **Röntgenpraxis** 34 (1981), 271—280

15. *Kratochwil, A., F. Rosenmayr:* Möglichkeiten der Ultraschall-Diagnostik in der Pädiatrie; **pädiat. prax.** 13 (1973/74), 615—623

16. *Lemburg, P., A. Bretschneider, W. Storm:* Ultraschall zur Diagnostik morphologischer Hirnveränderungen bei Neugeborenen; **Monatsschr. Kinderheilkd.** 129 (1981), 190—199

17. *Lutz, H.:* Ultraschall-Diagnostik (B-scan) in der Inneren Medizin; Berlin, Heidelberg, New York: Springer, 1978

18. *Pape, K. E. et al.*: Ultrasound Detection of Brain Damage in Preterm Infants; **Lancet I** (1979), 1261—1264

19. *Reininger, H., B. Simon*: Sonographie in der Diagnose seltener Organabszesse; **der kinderarzt** 10 (1979), 1135—1137

20. *Rettenmaier, G., E.-G. Loch, M. Hansmann, H. G. Trier* (Hrsg.): Ultraschalldiagnostik in der Medizin. Drei-Länder-Treffen Böblingen; Thieme, Stuttgart—New York, 1980

21. *Reither, M.*: Sonographische Diagnostik des kindlichen Hirnschädels; **der kinderarzt** 11 (1980), 1381—1384

22. *Rott, H.-D., H.-J. Huber, R. Soldner, G. Schwanitz*: Chromosomenuntersuchungen nach Einwirkung von Ultraschall auf menschliche Lymphozyten in vitro; **Electromedica** 1 (1972)

23. *Rott, H.-D.*: Zur Frage der Schädigungsmöglichkeit durch diagnostischen Ultraschall; **Ultraschall** 2 (1981), 56—64

24. *Schulz, R. D.*: Ultraschalluntersuchung. Beitrag in: Die Röntgenuntersuchung im Kindesalter; *Ebel, K.-D., E. Willich* (Hrsg.). 2. Auflage, Berlin, Heidelberg, New York, Springer, 1979

25. *Schumacher, R., V. Klingmüller, M. Reither*: Ultraschalldiagnostik oberflächennaher Strukturen im Kindesalter; **Fortschr. Röntgenstr.** 135 (1981), 635—640

26. *Staudt, F., M. Rahatzad, J. Howieson*: Zweidimensionale Echoenzephalographie (Sector-Scan) bei Frühgeborenen; **der kinderarzt** 12 (1981), 1233—1240

27. *Straßburg, H. M., M. Sauer*: Ultraschalldiagnostik durch die offene Fontanelle des Säuglings; **Ultraschall** 2 (1981), 43—49

28. *Terwey, B., P. Gerhardt*: Die Untersuchung abdomineller und peripherer Gefäße mit bildgebenden Ultraschallverfahren; **Röntgenpraxis** 34 (1981), 300—313

29. *Triller, J.*: Ultraschallgezielte abdominelle Punktionen; **Radiologe** 19 (1979), 173—181

30. *Triller, J., W. A. Fuchs*: Aktuelle sonographische Diagnostik der Nieren und des Retroperitonealraumes; **Röntgenpraxis** 34 (1981), 289—299

31. *Triller, J., W. A. Fuchs*: Abdominelle Sonographie; Thieme, Stuttgart—New York, 1980

32. *Weill, F. S., E. Bihr, P. Rohmer, F. Zeltner*: Renal Sonography; Springer, Berlin—Heidelberg—New York, 1981

33. *Weitzel, D., G. Alken*: Zur Bedeutung des Ultraschallverfahrens für die nephrologisch-urologische Diagnostik im Kindesalter; **Monatsschr. Kinderheilkd.** 123 (1975), 147—157

34. *Weitzel, D., J. Tröger, E. Straub*: Renal Sonography in Pediatric Patients; **Pediat. Radiol.** 6 (1977), 19—26

35. *Weitzel, D.*: Untersuchungen zur sonographischen Organometrie im Kindesalter, Habilitationsschrift der Medizinischen Fachbereiche 05—10 der Johannes Gutenberg Universität Mainz, 1978

36. *Wimmer, B., K. Kotoulas*: Sonographie am Thorax; **Röntgenpraxis** 34 (1981), 271—280